董克礼临床医案精华

主审：董克礼

主编：肖岚 张婷

副主编：朱宏 任丹 李若梦

编委（以姓氏笔画为序）：

王慧玲（长沙市第九医院）

胡灿红（江苏省中西医结合医院）

高自芳（浏阳市人民医院）

谭浩（湖南省人民医院）

戴思思（湖南中医药大学校医院）

湖南科学技术出版社

主编简介

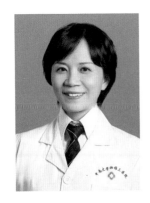

肖　岚，女，1972年8月出生，湖南长沙人。副主任医师，副教授。1996年本科毕业于湖南中医学院中医五官科专业，2002年博士毕业于中南大学湘雅医院中西医结合临床专业，先后师承湖南省名中医黎杏群教授及全国知名中医药专家董克礼教授，系全国第五批名老中药专家学术经验继承人，董克礼全国名老中医药专家传承工作室负责人，现任湘雅三医院中医科副主任（主持工作）。入选湖南省高层次卫生人才"225"工程医学学科骨干人才，2016年赴美国范德堡大学医学院任访问学者一年。从事中西医结合临床、科研与教学工作20余年，擅长中医辨证治疗妇科、儿科、内科、神经科、皮肤科常见病、疑难杂症及亚健康调理、肿瘤康复，并针灸/穴位埋线镇痛、减肥、抗衰、治未病等。主参、主持国家及省部级科研项目10余项，获湖南省科学技术进步奖二等奖、湖南省中医药科技奖一等奖、二等奖及中华中医药学会科学技术奖二等奖等学术奖项7项，发表含SCI、CSCD在内的学术论文20余篇，主编学术专著1部，参编学术专著3部。

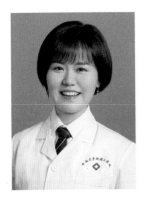

张　婷，1981年7月出生，湖南长沙人。副主任医师。2004年本科毕业于湖南中医学院中西医结合专业，2013年博士毕业于中南大学湘雅三医院中西医结合临床专业，师承全国知名中医药专家董克礼教授，系董克礼全国名老中医药专家传承工作室秘书。擅长治疗月经不调、多囊卵巢、卵巢早衰、小儿顽固性咳嗽、过敏性鼻炎、小儿消化不良等妇科、儿科疾病，及亚健康调理、减肥抗衰等慢病管理。先后在国内外知名刊物上发表学术论文20余篇，获得湖南省科技进步奖二等奖一项。

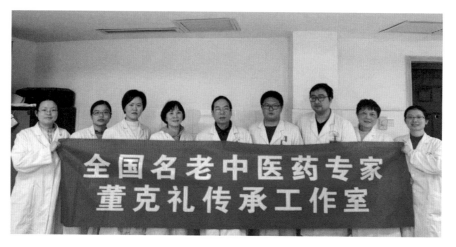

董克礼全国名老中医药专家传承工作室主要成员合影

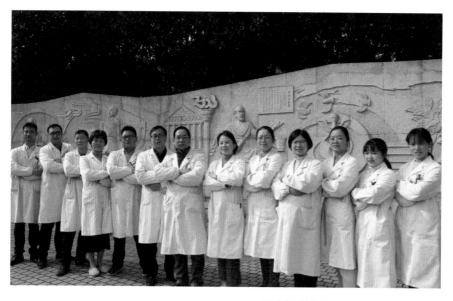

董克礼教授与学生、弟子们合影

出版资助

《董克礼临床医案精华》受国家中医药管理局董克礼全国名老中医药专家传承工作室建设项目（国中医药人教函［2018］134 号）资助。

序言

　　董克礼教授少年时代即承父膝下研读医书，得家传师授，其心聪敏，志高远，性仁豪，身勤勉，潜心岐黄之道50余载，刻苦治学，守正创新，学验俱丰，桃李遍布，成一代中医名家。远近求治者，络绎不绝。我与董君相交已久，欣闻其弟子今将董克礼教授近年临证验案精华整理成书，邀我作序，慨然应允。

　　该书汇聚董克礼教授近年的临床验案170余例，既有临床常见、多发病症，也有疑难重疾大病，其辨证之精、立法之妙、用药之巧，均在医案里娓娓道来。书中阐述了董克礼教授多年的临床经验及其对中医学术的独到见解，医者读之如跟师随诊，耳提面命，慧者定当有所启迪，得窥其奥。

　　清代名医叶天士曾告后人："医可为而不可为，必读万卷书而后可以济世。"故立志为医者，必竭尽心智，不懈励学，并在临证实践中不断总结经验，精益求精，方能妙手回春，不负医名。董克礼教授的临证医案，是他行医实践的真实记录及经验所得，也是他留给同行及后辈的宝贵财富。吾辈专业者，欣继起之有人，期盼《董克礼临床医案精华》一书早日付梓，祝愿董克礼教授的临床经验及学术思想能够薪火相传，更臻完善。

国医大师　刘祖贻

于长沙

前言

　　吾师董克礼教授，中医世家，幼承庭训，德艺双修。现为全国名老中医、湖南省名中医，历任第三、第五批全国名老中医药专家学术继承工作指导老师，曾任中南大学湘雅三医院中医科主任、教授、博士生导师。

　　董克礼教授行医50余载，德高艺精，蜚声省内外。他对待患者高度负责，诊治精心，许多中晚期肿瘤患者因他的高超医术而得以延长了生命，提高了生存质量；不少疑难杂症患者在他的精心治疗下药到病除。

　　董克礼教授弟子众多，桃李满天下，培养了3名学术经验继承人及多名博士、硕士研究生，为中医药教育事业的持续发展一直在默默努力、无私奉献。董克礼教授师德高尚，治学严谨，有问必究，永远是我们学习的榜样。

　　此书收集总结了董克礼教授近年医案176例，涉及内科、外科、神经科、皮肤科、五官科、妇科、男科、肿瘤科等多个专科病症，是董克礼教授多年的临证经验所得，参加编写者均为董克礼全国名老中医药专家传承工作室成员及弟子。医案汇集了学生们跟师过程的所见所悟，反映了跟师者的心路历程，董克礼教授不辞劳苦对所有医案一一审阅修定、加按点评。医案真实体现了董克礼教授临床诊疗各科杂病的辨治思维过程及遣方用药特色，可以作为中医从业者或爱好者学习中医的临床参考。愿此书的出版能让较为熟悉恩师的同仁和患者进一步加深对他的了解，也让尚不熟悉他的读者逐渐走近他，感知他对中医事业的无限热爱和坚持不懈。

肖　岚　张　婷

于中南大学湘雅三医院

目录

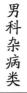
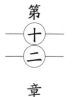

第一章——脑系病类

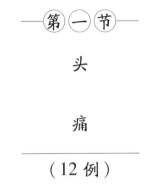

头

痛

（12例）

医案1

李某，女，48岁，2019年10月17日。

初诊 主诉：反复头痛1年余。病史：患者自诉近1年多来常感剧烈头痛，痛及肩背，夜间尤甚，痛时自觉头部紧缩如铁箍紧束，不能入睡。曾在多家医院住院，经头部MRI、头部CT、经颅多普勒等检查均未见明显异常，因病因不明，按"血管神经性头痛"治疗，疼痛无明显缓解，每晚服"安定"勉强入睡。每日头部剧痛发作一至数次，严重影响患者的日常工作和生活，感神疲气短，四肢乏力，手足不温，下利清谷。查：面色萎黄，舌质暗淡，苔白，苔根部白腻，脉沉细弦。西医诊断：血管神经性头痛。中医诊断：头痛。中医辨证：阴寒凝聚。治法：温经散寒止痛。

处方 麻黄细辛附子汤加味：麻黄10 g，制附片（久煎）15 g，细辛3 g，桂枝10 g，干姜6 g，生姜10 g，川芎30 g，白芷10 g，甘草5 g。7剂，水煎服，每日1剂，分2次服。

二诊 2019年10月24日。症状好转，原方将麻黄减至5 g，续服用7剂，水煎服，每日1剂，分2次服。

按 血管紧张性头痛属中医之头痛，其病因不外乎六淫、七情、劳倦所伤，此例患者头部之剧痛，如头戴"紧箍"之状，乃寒湿之邪久聚，循太阳经入里，日积月深而不解。此所谓"寒中少阴之经，而复外连太阳"。以麻黄细辛附子汤加桂枝、干姜、白芷，峻逐表里寒湿之凝滞，钱潢称"麻附辛"方为"温经散寒之神剂"，实临床经验之谈。方中川芎辛温，善行血中瘀滞，疏通经络，对寒凝气滞血瘀之头痛大剂用之，取效迅捷，乃经验用药。

医案2

谢某某，女，70岁，2019年6月6日。

初诊 主诉：反复头痛3年，加重1个月。病史：3年前冬季开始反复出现头痛，不能忍受，前额痛为主，劳累容易诱发，怕冷，穿衣较多。间有头晕不伴视物旋转等，食欲一般，有饱腹感，大便2个月来每日3次，小便正常。既往反复在他处采用疏风通络止痛中医治疗效果欠佳。查：舌淡苔薄白，脉细缓。西医诊断：血管神经性头痛。中医诊断：头痛。中医辨证：阳虚证。治法：温阳散寒止痛。

处方 附子理中汤加减：附子（先煎）6 g，干姜5 g，茯苓10 g，白术10 g，党参15 g，炙甘草6 g，白芷10 g，葛根15 g，白芍10 g，黄芪20 g，防风10 g。7剂，水煎服，每日1剂，分2次服。

二诊 2019年6月13日。服药后头痛明显缓解，大便次数减少，食欲也有所改善。原方加黄芪30 g，续服7剂，水煎服，每日1剂，分2次服。3个月后电话随访未再发作。

按 头痛日久多为内伤，常与肝、脾、肾3脏有关，阳虚头痛不多见，《张氏医痛·头痛》中提及：烦劳则头痛，此阳虚而不能上升。患者怕冷、小便次数多，尤其以晨起明显，根本在于阳虚，方以附子理中汤，温阳补肾益胃，方中以附子温阳，党参补气健脾，白术健脾燥湿、甘草和中补土，干姜温胃散寒，白芷为阳明头痛引经药，防风、葛根疏风散寒解痉。久病气血不足加黄芪。虽未特别针对头痛处理，但针对阳虚根本治疗，一样收到良好的效果，而且不易复发。

医案 3

王某某，女，37 岁，2019 年 7 月 17 日。

初诊 主诉：头痛 1 个月。病史：患者自诉 1 个月前因工作压力大引致头痛发作，以太阳穴部位胀痛为主，口苦而黏腻，平时性情急躁，夜间入睡困难，易惊醒，曾在湘雅三医院神经内科就诊，诊断为"血管神经性头痛"，口服"尼莫地平"及西药止痛片，效果欠佳，遂来诊。现头痛，耳鸣，口苦，小便黄，大便干。查：舌质暗红，苔黄腻，脉细弦。头部+颈椎 MRI：①头部平扫未见明显异常；②C3/C4、C4/C5 椎间盘突出。西医诊断：血管神经性头痛。中医诊断：头痛。中医辨证：肝阳上亢，痰扰清窍。治法：平肝潜阳，清热化痰。

处方 钩藤 10 g，石决明（先煎）15 g，白芍 15 g，川芎 10 g，丹参 25 g，黄芩 10 g，法半夏 10 g，陈皮 6 g，胆南星 6 g，竹茹 10 g，茯神 10 g，远志 6 g，甘草 5 g。7 剂，水煎服，每日 1 剂，分 2 次服。

二诊 2019 年 7 月 24 日。头痛减轻，睡眠有改善，仍口苦，腹胀，大便干。舌质偏红，苔薄黄腻，脉细弦。前方加莱菔子 15 g，瓜蒌子 10 g，决明子 10 g。7 剂，水煎服，每日 1 剂，分 2 次服。

三诊 2019 年 7 月 31 日。症状好转，原方去莱菔子、瓜蒌子、决明子，续服用 7 剂，水煎服，每日 1 剂，分 2 次服。

按 患者头晕头痛，性情急躁，入睡困难，易惊醒，一派肝阳亢盛之象，口中黏腻，是痰湿的表现，口苦、苔薄黄腻为湿热之征，故而考虑肝阳亢盛，夹痰上扰清空。从平肝潜阳、清化痰热治疗，以天麻钩藤饮合温胆汤加减。天麻、钩藤、石决明平肝；白芍柔肝，丹参、川芎清心活血；黄芩清热；半夏、陈皮、胆南星、竹茹化痰；茯神、远志安神。二诊时腹胀大便干，加入莱菔子、瓜蒌子、决明子行气通便，三诊时症状好转。

医案4

宋某某，男，45岁，2018年10月15日。

初诊 主诉：反复头痛5个月。病史：患者5个月前与人争执后出现头痛，表现为前额及太阳穴附近胀痛，多次测血压均提示正常。近5个月来头痛时常发作，精神紧张时或加重。来诊时头胀头痛，耳鸣，口苦，急躁易怒，面部烘热，腰膝酸软，睡眠欠佳，夜尿较前增多，大便干。查：心肺未见异常，面色如醉，舌质红，苔少，脉弦。头部MRI：头部平扫未见明显异常。西医诊断：血管神经性头痛。中医诊断：头痛。中医辨证：肝阴不足，肝阳上亢。治法：滋阴潜阳。

处方 天麻10 g，钩藤10 g，桑寄生15 g，石决明（先煎）15 g，首乌藤20 g，益母草15 g，牛膝15 g，黄芩10 g，杜仲10 g，龙齿30 g，珍珠母30 g，龟甲10 g，茯神10 g，枸杞子15 g，菊花10 g，甘草5 g。7剂，水煎服，每日1剂，分2次服。

二诊 2018年10月22日。症状好转，续服用7剂，水煎服，每日1剂，分2次服。

按 本证为肝阴不足，肝阳上亢所致的病证。既有肝阴不足的症状，又有肝阳上亢的表现，但以肝阳上亢表现为主，是本虚标实证。多因肝气郁结，气郁化火，耗伤肝阴，或肝肾阴虚不能制约肝阳，阳升太过而致。本证以肝（肾）阴不足，肝阳上亢为特征。肝肾之阴不足，肝阳上亢，气血上冲则头胀头痛，耳鸣，口苦；肝气郁结失于疏泄，心神不宁则急躁易怒，失眠或多梦；肝肾阴虚筋脉失养则腰膝酸软。阴虚生内热则五心烦热，面部烘热，舌红，脉弦。方用天麻钩藤饮加减，滋补肝肾，平肝潜阳。

医案 5

陈某某，女，58 岁，2018 年 9 月 2 日。

初诊 主诉：反复头痛头晕伴脑鸣 2 年余。病史：头痛头晕脑鸣已经反复发作 2 年，以巅顶及头部两侧隐隐作痛，伴神疲乏力，健忘，腰膝酸软，曾自服补中益气丸、归脾丸等中成药无效，近半年来头晕头痛加剧，心烦易怒，食欲欠佳，精神萎靡，无恶心呕吐，大便正常，小便夜里频数。既往慢性胃炎史。查：舌质暗淡，有瘀斑，苔薄白，脉沉细涩。头部 CT：未见明显异常。西医诊断：血管神经性头痛。中医诊断：头痛。中医辨证：脾肾两虚，兼有瘀血。治法：健脾补肾，疏肝通络止痛。

处方 炙黄芪 30 g，熟地黄 30 g，山茱萸 15 g，巴戟天 15 g，淫羊藿 15 g，枸杞子 15 g，白芍 15 g，山药 15 g，党参 15 g，茯苓 10 g，当归 10 g，丹参 10 g，鸡血藤 15 g，赤芍 10 g，川芎 30 g，水蛭 5 g，地龙 10 g，钩藤 15 g。7 剂，水煎服，每日 1 剂，分 2 次服。

二诊 2018 年 9 月 9 日。述服用前方后头痛头晕减轻，仍间有脑鸣，饮食改善，精神好转，仍有神疲乏力，健忘，腰膝酸软。大便正常，小便夜里 2~3 次。舌质暗淡，苔薄白，脉沉细涩。前方加益智 15 g，金樱子 15 g，芡实 20 g，继续服用 7 剂，水煎服，每日 1 剂，分 2 次服。

三诊 2018年9月16日。述头痛头晕脑鸣、健忘，腰膝酸软等症状明显好转，夜尿1~2次，较前改善。舌质暗淡，苔薄白，脉沉细涩。嘱继续服用前方巩固治疗。

按 董克礼教授认为头痛之症与脾、肝、肾3脏功能失调关系密切，脾为后天之本，气血生化之源，脾胃健运则气血旺盛，精微上输则脑腑得养，脑髓充足；如果脾胃虚弱则气血不足，脑腑失养，或清阳不升，痰湿内生，痰冲蒙蔽清窍而发头痛；长期郁怒伤肝，肝火偏亢，日久可致肝阴血不足，虚火上炎或肝风夹痰或肝经瘀血均可导致头痛；肾宜封藏，不宜攻伐，其致头痛均为虚证。脾虚气血不足，无力资肾，日久致肾之精气亏虚，肝阴血亏虚亦导致肾之阴虚，肾虚导致的头痛，需要调补阴阳，使阴阳互根，源泉不竭，肾精充足则脑髓得养而头痛自愈。该病例头痛日久，伴有脾肾两虚兼肝郁之证候，久病多虚，久病多瘀，患者舌、脉征象提示有瘀血阻络，辨证属脾肾两虚，兼有肝郁兼瘀，肝、脾、肾3脏皆需调理。方中熟地黄、山茱萸、巴戟天、淫羊藿、枸杞子滋补肾之阴阳，黄芪、山药、党参、茯苓健脾益气，归、地、芍养血柔肝疏肝，钩藤、地龙、丹参、鸡血藤、赤芍、川芎通络活血止痛。内伤头痛如因虚致瘀者，切不可妄投攻伐之剂，以防瘀滞未消反更损其虚，宜化瘀扶正并施。

医案6

朱某，男，56岁。2018年4月18日。

初诊 主诉：阵发性头身痛5年。病史：患者每遇阴雨天即出现头身痛，表现为头顶胀痛难忍，头部有紧箍感，肩颈僵痛，浑身关节肌肉疼痛，阵发时热时冷，继而自觉腹中冷胀，时发呕恶，胸胁紧闷不适，持续1~2日，待大便后或天气转晴后，可缓解。上述症状已反复发作5年，经多家医院中西医治疗，均未治愈。症见阴雨天出现阵发寒热，身痛，头痛，口渴不多饮，纳食及二便尚可。舌质暗红，舌苔白厚腻，脉沉细。西医诊断：

血管神经性头痛。中医诊断：头痛、痹症。中医辨证：邪伏膜原，湿热中阻。治法：开达膜原，和解表里，祛湿化浊。

处方 厚朴12g，槟榔10g，草果10g，知母10g，白芍10g，黄芩12g，柴胡10g，半夏10g，羌活10g，当归10g。7剂，水煎服，每日1剂，分2次服。

二诊 2018年4月25日。患者服药后自觉头顶胀痛感减轻，头部紧箍感消失，头脑较前清晰，恶心欲呕感减轻，胸部有豁然开朗之感，心情转佳。舌质淡红，苔白稍腻，脉濡细。

处方 厚朴12g，槟榔10g，草果10g，知母10g，白芍10g，黄芩12g，柴胡10g，半夏10g，羌活10g，当归10g，党参10g。7剂，水煎服，每日1剂，分2次服。

后随访，患者诉服药后诸症消失。

按 董老师认为患者之阵发寒热、头身疼痛，久治不愈，乃湿热之邪久稽伏于膜原，一直没能有效祛除，故每遇阴雨天气而发病。本案中以达原饮开达膜原，和解表里，祛湿化浊，加柴胡、羌活，疏散少阳、太阳之风邪，半夏、当归，化痰活血、疏通经络。

医案7

郭某，女，58岁。2018年5月6日。

初诊 主诉：头痛10余年，加重7日。病史：患者10余年前开始出现头痛，呈阵发性，头痛部位在两侧头角、前额及后枕部，颈部僵硬不适，头皮发麻，痛甚则影响睡眠。舌质紫，苔微腻，脉沉细。颈椎正侧位片示：颈椎退行性改变。脑血流图示：脑部供血量明显不足；血管弹性较差。西医诊断：脑供血不足。中医诊断：头痛。中医辨证：风痰阻络，清阳不升。治法：祛风化痰，温经通络。

处方 天麻 10 g，葛根 15 g，川芎 30 g，白芷 10 g，制白附子 10 g，细辛 3 g，制胆南星 10 g，全蝎 5 g，僵蚕 10 g，红花 6 g，牛膝 10 g。7 剂，水煎服，每日 1 剂，分 2 次服。

二诊 2018 年 5 月 13 日。头痛较前明显减轻，颈部僵硬及头皮发麻症状均有改善。舌质紫，苔薄，脉细。

处方 天麻 10 g，白蒺藜 10 g，制白附子 6 g，细辛 3 g，葛根 10 g，川芎 30 g，白芷 10 g，藁本 10 g，蔓荆子 10 g，全蝎 5 g，僵蚕 10 g，赤芍 10 g。7 剂，水煎服，每日 1 剂，分 2 次服。

三诊 2018 年 5 月 20 日。头痛已止，头皮麻木感消失，但仍觉颈部僵硬不适。舌质偏暗，苔薄，脉细。

处方 前方改葛根 15 g，加防风 10 g。

按 本例患者头痛 10 余载，多方诊治难以奏效，症见头痛难忍，头皮麻木，舌质紫，苔微腻，脉沉细。久痛多瘀，顽疾多痰，故从沉寒痼冷不去，风痰瘀阻、清阳不升施治。方中白附子性热升散，功能去风痰，逐寒湿，善治"面上百病"；细辛性温味辛，气芳香燥烈，善降浊气而升清气，既能外散风寒，又能内祛阴寒；葛根善治头痛连及项背紧强，白芷、蔓荆子入阳明经治前额、眉棱骨痛，藁本散太阳及督脉经风寒，川芎祛少阳经风邪，加胆南星、全蝎、僵蚕以增祛风化痰之效，红花、赤芍、牛膝活血通络。诸药相合祛风散寒为主，痰瘀同治，更加虫类走窜入络，故能快捷取效。

医案 8

赵某，男，72 岁。2018 年 9 月 3 日。

初诊 主诉：头晕头痛 4 年，加重 2 个月。病史：患者 4 年前曾遇大风吹头，当时曾晕厥，后逐渐出现巅顶部头痛，痛甚则晕厥，颈部僵硬不适，畏寒怕风，常戴棉帽，舌紫有齿印，苔微黄腻，脉弦缓。西医诊断：血管神经性头痛。中医诊断：头痛。中医辨证：风寒瘀阻，清阳不展。治法：温经散寒，祛风通络。

处方 制川乌（先煎）6 g，制草乌（先煎）6 g，麻黄 5 g，细辛 3 g，羌活 10 g，制白附子 6 g，川芎 10 g，全蝎 5 g，僵蚕 10 g，白芷 10 g，防风 10 g。7 剂，水煎服，每日 1 剂，分 2 次服。

二诊 2018 年 9 月 10 日。服上方后头痛减半，仍怕风，巅顶尤甚，舌紫有齿印，苔微黄腻，脉细。

处方 制川乌（先煎）6 g，制草乌（先煎）6 g，麻黄 5 g，细辛 3 g，羌活 10 g，制白附子 6 g，川芎 15 g，全蝎 5 g，僵蚕 10 g，白芷 10 g，防风 10 g，藁本 10 g。14 剂，水煎服，每日 1 剂，分 2 次服。

三诊 2018 年 9 月 24 日。服药后，巅顶头痛基本缓解，前几日遇寒风刺激，左侧头部又感疼痛，左侧手臂、胸、背亦感寒冷，舌紫，苔黄腻，脉滑数。

处方 制川乌（先煎）6 g，制草乌（先煎）6 g，麻黄 5 g，细辛 3 g，羌活 10 g，制白附子 6 g，川芎 15 g，全蝎 6 g，僵蚕 10 g，白芷 10 g，防风 10 g，藁本 10 g，红花 6 g。7 剂，水煎服，每日 1 剂，分 2 次服。

按　本例头痛，发病基础在于原本少阴伏寒，复加外受风寒，入客脑府，痰瘀阻络所致，故治宜温阳散寒，内外并调，取麻黄附子细辛汤意加味，温少阴而开太阳。药用制川乌、制草乌、麻黄、细辛、制白附子温经散寒，且白附子善行头面之风；羌活、藁本散太阳之风；白芷散阳明之风；川芎散少阳之风，且能行血中之气；全蝎息风通络，僵蚕息内风、散外风，且能化痰。诸药合用，太阳风寒能散，少阴沉寒得温，气血通畅，故头痛得除。

医案 9

吴某，女，55 岁。2018 年 9 月 9 日。

初诊　主诉：头痛 10 余年。病史：患者头痛 10 余年，呈发作性，既往多为左右偏侧交替发作，近半年来头痛在前额，遇风加重，常服去痛片，止痛，但常反复发作。时有烘热汗出，常因饮食不当，突发腹痛腹泻，右上腹疼痛。舌质暗，苔黄腻，脉细。西医诊断：血管神经性头痛。中医诊断：头痛。中医辨证：肾虚肝旺，肝脾失调。治法：平肝潜阳，扶土抑木。

处方　天麻 10 g，白蒺藜 10 g，功劳叶 10 g，川芎 10 g，夏枯草 10 g，菊花 10 g，香附 10 g，白芍 10 g，防风 6 g，玫瑰花 5 g，枸杞子 10 g，桑椹 12 g，生石决明 25 g。14 剂，水煎服，每日 1 剂，分 2 次服。

二诊　2018 年 9 月 16 日。服药后，患者头痛未见发作，吹冷风后亦无影响。大便正常，未见腹泻，但食纳欠佳，多食后腹胀，舌质暗，苔微黄腻，脉细。

处方　上方去石决明，加焦白术 10 g。7 剂，水煎服，每日 1 剂，分 2 次服。

按 患者年过半百，肝肾阴虚，水不涵木，肝阳上亢，上扰清空而致头痛反复发作，时有烘热汗出；肝旺还犯脾侮土，以致常突然发作腹痛腹泻，病变部位主要在肝。治宜平肝潜阳，扶土抑木，药用天麻、白蒺藜、生石决明平肝潜阳，夏枯草、菊花清泻肝火，功劳叶滋阴清热，枸杞子、桑椹平补肝肾之阴，川芎祛血中之风，配以香附、白芍、防风、玫瑰花调和肝脾，后加焦白术健脾助运，头痛之症得治。

医案 10

周某某，男，34 岁，2019 年 2 月 18 日。

初诊 主诉：头痛、头昏伴失眠 2 年。病史：患者 2 年前无明显诱因出现头痛，以巅顶痛为主，阴雨天时头痛明显，伴头昏沉感，无视物旋转，无耳鸣耳聋，食欲尚可，睡眠差，入睡困难，记忆力下降，二便调。查：舌暗淡苔白腻，脉弦滑。西医诊断：血管神经性头痛。中医诊断：头痛。中医辨证：风湿阻络。治法：祛风胜湿。

处方 仙鹤草 30 g，葛根 10 g，川芎 10 g，丹参 15 g，天麻 12 g，白附子 10 g，白芷 10 g，细辛 3 g，蔓荆子 10 g，藁本 10 g，羌活 10 g，龙齿 30 g，酸枣仁 20 g。7 剂，水煎服，每日 1 剂，分 2 次服。

按 头痛的病位在头，涉及脾肝肾等脏腑，风、火、痰、瘀、虚为致病之主要因素，脉络阻闭，神机受累，清窍不利为其病机。因此，治疗时必以调神利窍、缓急止痛为基本原则。临证时，外感者宜以祛邪活络为主，内伤者以滋阴养血补虚为要。

本案患者为中年男性，以头痛头昏失眠为主症，伴头昏沉重感，阴雨天加剧，乃外感风湿头痛之象。故方中以葛根、羌活、白芷、细辛、蔓荆子、藁本、白附子等祛风胜湿、通络止痛，丹参、川芎活血通络，天麻息风止痉、祛风通络，龙齿、酸枣仁重镇安神，仙鹤草补虚安神。

医案 11

丁某，女，34 岁，2019 年 3 月 11 日。

初诊 主诉：头痛 4 年，加重 5 日。病史：患者 4 年前因家庭变故出现头痛，头痛剧烈时伴呕吐，时有头昏，长期服用"度洛西汀"，效果欠佳。5 日前头痛加剧、伴失眠、记忆力下降，饮食尚可，二便调。月经规律，无痛经。查：舌暗淡苔薄白，脉弦涩。西医诊断：血管神经性头痛。中医诊断：头痛。中医辨证：肾虚夹瘀。治法：补肾活血、祛风胜湿、通络止痛。

处方 葛根 15 g，川芎 10 g，天麻 12 g，白附子 10 g，仙鹤草 30 g，白芷 10 g，细辛 3 g，蔓荆子 10 g，藁本 10 g，羌活 10 g，龟甲 12 g，水蛭 5 g，红花 10 g，狗脊 15 g，肉苁蓉 12 g，锁阳 12 g，桑椹 12 g。7 剂，水煎服，每日 1 剂，分 2 次服。

二诊 2019 年 3 月 18 日。头痛改善，脉细弦。

处方 上方加二至丸（女贞子 15 g，墨旱莲 15 g）、补骨脂 15 g。

按 本案患者为中年女性，情志所伤，病程日久，以头痛为主症，伴头昏、失眠、记忆力下降，为内伤肾虚头痛。故方中以狗脊、肉苁蓉、锁阳、桑椹、龟甲平补肾阴肾阳，仙鹤草补虚安神，水蛭、红花活血化瘀，葛根、羌活、白芷、细辛、蔓荆子、藁本、白附子等祛风胜湿、通络止痛，川芎活血通络，天麻息风止痉、祛风通络。

医案 12

黄某某，男，47岁，2019年6月8日。

初诊 主诉：头痛、胸闷半年，加剧5日。病史：近半年来频繁发作头痛，以左右两侧为明显，伴头皮麻木、疼痛向头顶窜痛，颈项强痛不适，此外胸胁闷胀不适，咽部有如物梗。睡眠欠佳，情绪易怒，口干口苦，二便尚调。有高血压病史。头部及肺部CT检查均未见异常。查：血压140/90 mmHg，舌边红，苔黄腻脉弦滑。西医诊断：血管神经性头痛。中医诊断：头痛。中医辨证：肝阳上亢，气郁痰热。治法：平肝潜阳，清热化痰，通络止痛。

处方 首乌藤15 g，钩藤15 g，白蒺藜15 g，川芎10 g，桑叶10 g，白菊花10 g，夏枯草15 g，珍珠母（先煎）30 g，白芍10 g，茯苓10 g，滑石15 g，连翘10 g，蔓荆子10 g，葛根15 g，白僵蚕10 g，甘草4 g。7剂，水煎服，每日1剂，分2次服。

二诊 2019年6月15日。诉头痛项强胸闷诸症减轻，仍有咽部如物梗，胸胁闷胀感。舌边红，苔黄腻脉弦滑。上方去白芍，加佩兰10 g，厚朴10 g，紫苏子10 g，川楝子10 g。继续服用7剂。半年后因牛皮癣再来就诊，告知头痛服药半个月后已愈，未再发作。

按 该患者为肝阳上亢型头痛，方中桑叶、白菊花、蔓荆子、连翘、白蒺藜疏风清热平肝，钩藤、白僵蚕、珍珠母平肝，熄风止痉，葛根解痉治疗项强，首乌藤安神养血痛络，川芎活血止痛，清热通便，白芍疏肝滋阴，茯苓、滑石、佩兰化痰祛湿，厚朴、川楝子、紫苏子理气化痰。诸药平肝潜阳，清热化痰，通络止痛而获效。

头痛病因颇为复杂，往往从肝论治，每可收效，临床可以分为肝火

（阳）上亢、肝肾阴虚、肝血不足、肝风夹痰、肝经瘀血等证候类型。此病例头痛以左右两侧为明显，伴头皮麻木、疼痛向头顶窜痛，颈项强痛不适，情绪易怒，口干口苦，舌边红，脉弦滑，故辨证属肝阳上亢头痛，兼有胸胁闷胀不适，咽部有如物梗，苔黄腻等气郁痰热的表现，故以平肝潜阳，清热化痰，通络止痛为治法，辨证准确，遣方得当而头痛痊愈。

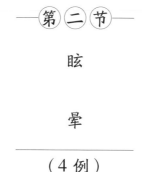

第二节

眩

晕

————————

（4 例）

医案 13

张某某，女，40 岁，2019 年 1 月 21 日。

初诊 主诉：反复眩晕半个月。病史：半个月前受凉反复出现头晕，视物旋转，不能站立，伴有耳鸣，不能忍受。无头痛，无口苦，胸闷间有心悸动。食欲一般，大小便正常。查：舌淡红苔白腻，脉滑缓。西医诊断：梅尼埃病。中医诊断：眩晕。中医辨证：风痰上扰。治法：疏风化痰通络。

处方 川芎茶调散合半夏白术天麻汤加减。川芎 10 g，羌活 6 g，白芷 10 g，防风 10 g，细辛 3 g，僵蚕 10 g，甘草 6 g，荆芥 6 g，法半夏 10 g，白术 10 g，天麻 10 g，茯苓 10 g，全蝎 5 g。5 剂，水煎服，每日 1 剂，分 2 次服。

二诊 2019 年 1 月 13 日。服药后 2 剂开始眩晕好转，舌淡红薄白，脉滑缓。继续原方服用 5 剂。1 个月回访症状改善，未诉不适。

按 川芎茶调散合半夏白术天麻汤加减治疗眩晕症效果比较明显，辨证准确可以起到立竿见影的效果，方中川芎性味辛温，善于行气祛风活血，羌活、白芷常能疏风止痛，细辛散寒通络。荆芥轻而上浮，善能疏风清利头目，甘草益气和中，调和诸药，法半夏、白术燥湿健脾化痰，全蝎为风药，祛风通络，协助解决一些顽固性的头晕头痛问题。

医案 14

张某某，女，33 岁，2018 年 12 月 15 日。

初诊 主诉：反复发作性眩晕伴恶心呕吐 6 年。病史：近 6 年来反复发作头目眩晕，发作时天旋地转，必须躺倒，伴有后脑勺麻木作痛，有时有恶心、呕吐症状，约持续半小时后缓解。最近 1 年发作了 3 次，最近一次为上个月 18 日左右。既往慢性胃炎史。平素睡眠差、梦多、易醒，手足冷，体质欠佳，乏力，容易疲倦。查：舌淡胖边齿痕，苔白腻脉细弦。西医诊断：眩晕查因：梅尼埃病？颈椎病？中医诊断：眩晕。中医辨证：气血亏虚，脾肾不足，风痰上扰清窍。治法：益气补血，健脾益肾，祛风化痰，和胃止呕。

处方 党参 20 g，黄芪 30 g，白术 10 g，当归 15 g，天麻 10 g，钩藤 12 g，防风 15 g，川芎 12 g，茯苓 10 g，泽泻 15 g，法半夏 10 g，旋覆花（包）15 g，赭石（包）20 g，益智 15 g，竹茹 15 g，陈皮 6 g。7 剂，水煎服，每日 1 剂，分 2 次服。

二诊 2018 年 12 月 22 日。诉服前方后眩晕、恶心呕吐、乏力、疲倦、睡眠差等症状皆有改善，仍有后脑勺麻痛感，梦多失眠，手足冷，近日稍有胃胀不适。舌脉同前。

处方 党参 20 g，黄芪 30 g，白术 15 g，当归 15 g，蔓荆子 15 g，防风 15 g，川芎 10 g，茯苓 10 g，肉桂 3 g，法半夏 10 g，酸枣仁 10 g，益智 15 g，首乌藤 15 g，陈皮 6 g。7 剂，水煎服，每日 1 剂，分 2 次服。

三诊 2018 年 12 月 29 日。诉眩晕、后脑麻痛等症状消失，睡眠好转，胃胀缓解。仍有手足不温，稍有改善。舌脉同前。

处方 制附片（先煎）9 g，干姜 10 g，党参 20 g，黄芪 30 g，白术 15 g，当归 15 g，茯苓 15 g，肉桂 3 g，法半夏 10 g，酸枣仁 10 g，益智 15 g，首乌藤 15 g，陈皮 6 g，炙甘草 10 g。7 剂，水煎服，每日 1 剂，分 2 次服。后随访患者已经完全恢复健康，无特殊不适。

按 《黄帝内经》云"诸风掉眩，皆属于肝"，张景岳云"无虚不能作眩"，朱丹溪云"无痰不作眩"，故眩晕一症，多从虚、从肝风、从痰浊而治。该病例发作眩晕多年，伴有头晕目眩、后头作痛、脉弦等肝风之症，并有手足冷、体质欠佳，乏力，容易疲倦、舌淡、脉细等气血不足、脾肾两虚之象，且有恶心、呕吐、苔白腻等痰浊内扰，胃气上逆之症，故辨证为气血亏虚，脾肾不足，风痰上扰清窍，治疗以益气补血，健脾益肾，祛风化痰，和胃止呕为法，方中党参、黄芪、白术、肉桂、制附片、干姜、炙甘草健脾益气温阳，当归养血，益智补肾健脑，酸枣仁、首乌藤养心安神，天麻、钩藤、防风平肝息风，茯苓、泽泻利湿泄浊，旋覆花、赭石、竹茹降逆止呕，陈皮、法半夏化痰，川芎、蔓荆子活血祛风理气止头痛。首诊、二诊以祛风、化痰、和胃降逆为主，兼顾补益脾肾气血，眩晕、恶心呕吐等症状好转后，虚象突出，脾肾阳气不足，心血亏虚，则以温补脾肾，养心安神为主。

眩晕之症，有虚有实，虚多见于脾虚气血不足，或肝肾阴亏。实则多见于肝风内动，肝阳上亢，或痰浊中阻，痰湿蒙蔽清窍。此病例有明显脾肾两虚的表现，脾虚则生化乏源，气血不足，痰浊内生，肾虚则水不涵木，肝失所养，肝风内动，风痰上扰清窍而见眩晕，肝横逆犯胃，致肝胃不和而恶心、呕逆。病机既明，则辨证施治，以益气补血，健脾益肾，祛风化痰，和胃止呕为治疗大法，合理遣方用药而收良效。

医案 15

欧某，女，61 岁，2018 年 10 月 15 日。

初诊 主诉：头晕 1 个月。病史：患者 1 个月前无明显诱因出现头晕，无头痛、视物旋转、耳鸣、恶心呕吐等，平素畏冷较明显，盛夏亦不敢吹空调，口不渴，食欲、睡眠一般，小便清长，大便正常。查：舌质紫暗，苔白滑，脉沉涩。西医诊断：后循环缺血。中医诊断：头晕。中医辨证：阳虚血瘀。治法：温阳散寒，活血化瘀。

处方 温经汤加减。桂枝 10 g，山茱萸 8 g，川芎 10 g，当归 10 g，赤芍 10 g，生姜 10 g，法半夏 10 g，麦冬 15 g，牡丹皮 10 g，人参 10 g，水蛭 5 g，炙甘草 6 g。

二诊 2018 年 10 月 22 日。症状好转，原方续服用 7 剂，水煎服，每日 1 剂，分 2 次服。

按 患者因头晕而就诊。平素畏冷、口不渴、小便清长为阳虚之象；舌质紫暗、脉涩提示瘀血内停。予温经汤去阿胶加水蛭治之，以达温经散寒，活血化瘀之功效。

医案 16

张某，男，50 岁。2018 年 1 月 20 日。

初诊 主诉：头晕、视物旋转 1 个月余。病史：患者 1 个月余前劳累后出现头晕、视物旋转，伴有恶心呕吐，面色苍白，无耳鸣，在外院住院治疗后症状稍有缓解，但仍时有发作。症见头目眩晕，头重，发作时感胸闷，恶心欲呕，喜吐痰涎，二便调。舌质淡，苔白，脉细。西医诊断：眩晕查因，梅尼埃病？颈椎病？中医诊断：眩晕。中医辨证：痰浊内阻，风痰上扰。治法：化痰熄风，温阳化饮。

处方 白术 15 g，半夏 10 g，麦冬 15 g，茯苓 25 g，桂枝 10 g，泽泻 30 g，陈皮 6 g，枸杞子 18 g，炙甘草 6 g，天麻 12 g。7 剂，水煎服，每日 1 剂，分 2 次服。

二诊 2018 年 1 月 27 日。自觉服药后头晕发作次数明显减少，发作时无视物旋转，但仍有胸闷呕恶症状，舌质红，舌苔薄白，脉细。

处方 白术 15 g，半夏 10 g，天麻 10 g，茯苓 25 g，桂枝 10 g，泽泻 20 g，陈皮 6 g，枸杞子 18 g，炙甘草 6 g，生姜 3 片。7 剂，水煎服，每日 1 剂，分 2 次服。

按 本案患者眩晕、头重、胸闷、泛恶，苔白脉细，为痰饮结于里，与风相搏，风痰上扰所致，故当从风、痰、饮论治，投以半夏白术天麻汤化痰息风、健脾祛湿，五苓散利水渗湿，温阳化饮。重用泽泻，取其甘淡性寒，直达膀胱，使水饮得出而愈。

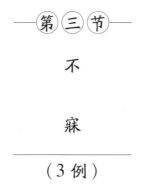

第三节

不

寐

（3 例）

医案 17

龙某某，女，45 岁，2019 年 12 月 8 日。

初诊 主诉：失眠 2 年余。病史：患者诉丈夫过世后，抚养独女，近 2 年来睡眠习惯改变，入睡困难，睡后易醒，每日睡眠约 4 小时。曾就诊于湘潭市某医院，查甲状腺功能正常，Zung 氏焦虑量表、Zung 氏抑郁量表均示正常。现症见：失眠，胸闷、心悸，腹胀不适，手脚冰冷，咽喉痒，异物感，大便结，舌暗红，苔黄，脉弦。西医诊断：睡眠障碍。中医诊断：不寐。中医辨证：邪热内陷，气郁痰阻。治法：疏散热邪，理气化痰。

处方 四逆散合栀子厚朴汤加味，柴胡 15 g，生白芍 15 g，枳实 15 g，炙甘草 20 g，姜半夏 15 g，厚朴 15 g，茯苓 20 g，栀子 15 g，连翘 20 g，陈皮 6 g。7 剂，水煎服，每日 1 剂，分 2 次服。

二诊 2019 年 12 月 22 日。服上方后，诉睡眠好转，无入睡困难，大便黄软，舌红，苔黄，脉弦。原方效，守方继续服用 7 副。

按 四逆散主治邪热内陷，传入阴经，阳气郁阻，不能达于四肢，而出现四肢逆冷之症。《伤寒论》原文示"少阴病，四逆，其人或咳，或悸，或小便不利，或腹中痛，或泄利下重者，四逆散主之。"伤寒病，邪在三阳，则手足必热，传到太阴，手足自温，至少阴，四肢逆而不温，至厥阴，则手足厥冷，又甚于逆。处方以酸收之，以苦发之，用枳实之苦泄里热，以甘草之甘缓逆气，以白芍之酸收阴气，以柴胡之苦发散郁结之邪热、透达表热。以甘苦酸辛之品，表里交治，和合阴阳。半夏、厚朴治疗咽喉异物感，咽喉有痰，咽喉痒，栀子、厚朴、枳实三味药是栀子厚朴汤的组成，张仲景用来治疗"心烦腹满，卧起不安"，与此例患者胸腹闷胀、不能安眠之症相合。

医案 18

李某，女，45 岁，2018 年 10 月 19 日。

初诊 主诉：失眠 1 年。病史：患者去年因卵巢癌行手术及多次化疗，逐渐出现失眠，入睡困难，多梦易惊，服"安定片"亦感改善不明显，曾在当地医院服用多种中药并进行针灸治疗，效果欠佳，遂来诊。现症见失眠，心烦，口干口苦，不喜饮，全身乏力，小便黄，大便偏干。查：舌质红，苔黄而有少许剥脱，脉沉细。西医诊断：睡眠障碍。中医诊断：不寐。中医辨证：心肝阴虚。治法：益气养阴，清泻心肝。

处方 党参 15 g，生地黄 25 g，白芍 15 g，麦冬 10 g，五味子 6 g，柴胡 10 g，炒白术 15 g，黄芩 10 g，黄连 8 g，生龙骨（包煎）30 g，生牡蛎（包煎）30 g，首乌藤 15 g，当归 15 g，牡丹皮 10 g，栀子 15 g，炙甘草 10 g，7 剂，水煎服，每日 1 剂，分 2 次服。

二诊 2018 年 10 月 26 日。睡眠有改善，口干口苦、乏力等症状好转，续服用 7 剂，水煎服，每日 1 剂，分 2 次服。

按 患者因卵巢癌进行手术及多次化疗，耗伤机体正气，气血亏虚，故肝血不足，心失所养，心不藏神而为失眠，气虚而全身乏力。患者心烦、口干口苦、小便黄，为木郁化火、心肝火旺之表现。证方中柴胡、黄芩、牡丹皮、黄连、栀子疏木达郁，清泻心肝火热治其标；配伍生地、当归、白芍，滋肝阴补肝血，疏肝交心；党参、麦冬、五味子益气养阴；见肝之病，知肝传脾，应先实脾，故以党参、白术健脾益气，以资气血生化之源治其本；生龙骨、生牡蛎、首乌藤滋阴潜阳、养心安神。如此相伍，则郁火得清、气阴得复、心肝脾同调，神有所藏而失眠自愈。

医案 19

彭某某，女，42 岁，2019 年 4 月 29 日。

初诊　病史：睡眠欠佳 4 个月，入睡困难，伴有心悸、口干、口舌生疮、大便干、月经量少、腰痛。查：舌尖红、苔黄，脉弦细。西医诊断：睡眠障碍。中医诊断：失眠。中医辨证：心肾不交。治法：滋阴降火、清心安神。

处方　当归 12 g，生地黄 30 g，天冬 12 g，麦冬 12 g，酸枣仁 10 g，柏子仁 10 g，远志 10 g，茯神 10 g，白参 10 g，丹参 15 g，龙齿 30 g，五味子 6 g，玄参 10 g，首乌藤 30 g，知母 10 g，磁石 30 g，朱砂（冲服）0.5 g。7 剂，水煎服，每日 1 剂，分 2 次服。

二诊　2019 年 5 月 6 日。睡眠较前好转，仍有口干、口舌生疮、便秘，舌淡、苔薄黄、脉弦细。

处方　上方减首乌藤、玄参，加木通 8 g，生甘草梢 6 g，淡竹叶 10 g，大黄 8 g。7 剂，水煎服，每日 1 剂，分 2 次服。

三诊　2019 年 5 月 13 日。睡眠改善，时有失眠、烦躁、梦多、口干、手脚冰凉、腰痛、大便不干、舌淡、苔薄黄、脉弦细。

处方 当归12 g，生地黄30 g，天冬12 g，麦冬12 g，酸枣仁10 g，柏子仁10 g，远志10 g，西洋参10 g，丹参15 g，龙齿30 g，五味子6 g，桔梗10 g，首乌藤30 g，知母10 g，磁石30 g，朱砂（冲服）0.5 g，珍珠母30 g。7剂，水煎服，每日1剂，分2次服。半个月后随访失眠之症已告愈。

按 失眠病位在心，其发病与肝郁、胆怯、脾肾亏虚、胃失和降密切相关。其病机或由心脾两虚，气血不足，心胆气虚，触事易惊，导致心神失养所致；或为肝郁化火，五志化火，痰热内扰，阴虚火旺，引起心神不安所致。但失眠久病可表现为虚实兼夹，或为瘀血所致。失眠实证宜泻其有余，如疏肝解郁，降火涤痰，消导和中。失眠虚证宜补其不足，如益气养血，健脾补肝益肾。在泻实补虚的基础上安神定志，如养血安神、镇惊安神、清心安神，配合精神治疗，消除紧张焦虑，保持精神舒畅。

本案中患者为中年女性，除失眠、心悸、月经量少外，伴有口干、口舌生疮、大便干等一派阴亏血少、心火炽盛之象。故方中以当归养血；西洋参、丹参益气活血安神；生地黄、麦冬、天冬、五味子、知母滋阴降火；木通、甘草稍、大黄、淡竹叶清心降火；酸枣仁、柏子仁、远志、首乌藤养心安神；龙齿、磁石、朱砂、珍珠母镇静安神。

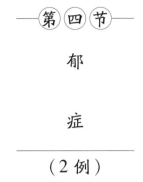

第四节

郁

症

（2例）

医案 20

王某某，女，31 岁，2019 年 1 月 8 日。

初诊 主诉：情绪抑郁 3 年余。病史：近 3 年来因为婚姻不顺，长期以来对什么都不感兴趣，夜里失眠，白天精神疲惫，少气懒言，胸闷头晕，平素畏冷，手足冰冷。多个医院检查，诊断为"抑郁症"，曾服用西药效果不佳，现在烦躁，看什么都不舒服，晚上兴奋，大半夜不能入睡，早上不想起床，对一切活动不想参加，食欲不好，月经也比较紊乱，周期无规律，有时提前有时退后，量少色淡红，轻微痛经。查：舌淡胖有齿痕，舌边尖有少量瘀点，苔白厚腻，脉濡滑。西医诊断：抑郁症。中医诊断：郁症。中医辨证：肝郁脾虚，气虚痰瘀内停。治法：健脾疏肝解郁，理气化痰活血，辅以心理疏导、安慰、鼓励。

处方 郁金 12 g，石菖蒲 15 g，知母 10 g，豆蔻 15 g，干姜 10 g，柴胡 12 g，川芎 8 g，炙甘草 15 g，香附 10 g，生蒲黄 10 g，青皮 10 g，山楂 20 g，生麦芽 30 g，桃仁 10 g，红花 10 g，法半夏 10 g，竹茹 10 g，皂角刺 10 g，白术 15 g，黄芪 30 g。7 剂，水煎服，每日 1 剂，分 2 次服。

二诊 2019 年 1 月 15 日。患者诉服用上方后感觉挺好，晚上睡眠好转，白天疲劳感减轻，心情似乎有所改善。嘱咐继续服用原方 7 剂，水煎服，每日 1 剂，分 2 次服。

三诊 2019 年 1 月 22 日。患者诉现在睡眠基本恢复正常，对集体活动有了兴趣，愿意与人交往，食欲也好些了，本月月经感觉经量有所增加，颜色红，无明显痛经。嘱咐继续服用原方 2 个月巩固疗效。

按 抑郁症中医称为郁证或脏燥，本例患者因肝气不舒导致气机淤滞，肝木乘脾，脾失健运，脾伤则气血生化不足，心失所养，而情志失常，睡眠不安，气滞则易导致血瘀、痰停，痰瘀互结于内，而胸闷头晕，舌边尖有瘀点，舌苔白腻。方中白术、黄芪、炙甘草健脾益气，豆蔻、干姜、山楂、生麦芽助脾胃健运，柴胡、香附、郁金、青皮疏肝解郁理气，法半夏、竹茹、皂角刺化痰，川芎、红花、桃仁、蒲黄活血，石菖蒲开郁除满，知母清解郁热。

抑郁症多由情志不遂、心灵或身体的创伤或过度气怒等原因导致，五脏之间相互影响而引起许多异常症状，治疗除了疏肝解郁、宁心安神、镇静等治疗外，还需要根据脏腑的虚实、气血的盈亏而对症调理，精神的安慰和心理疏导也是必不可少的。

医案 21

全某某，女，43 岁，2019 年 4 月 1 日。

初诊 主诉：心悸失眠 1 个月余。病史：患者因家庭琐事而致心慌、紧张、烦躁不安，以白天为主，眠差，饮食欠佳，大小便正常。心电图检查未见异常。查：舌淡苔薄黄，脉弦细。西医诊断：抑郁状态。中医诊断：郁证。中医辨证：心阴亏虚、心神惑乱。治法：滋阴养血、甘润缓急、养心安神。

处方　炙甘草 30 g，黄芪 30 g，浮小麦 30 g，大枣 30 g，当归 12 g，生地黄 30 g，天冬 12 g，麦冬 12 g，酸枣仁 10 g，柏子仁 10 g，茯神 10 g，白参 10 g，龙齿 30 g，五味子 6 g，磁石 30 g，珍珠母 30 g。7 剂，水煎服，每日 1 剂，分 2 次服。

按　郁病是由于情志不舒、气机郁滞所致，以心情抑郁、情绪不宁、胸部满闷、胁肋胀痛，或易怒易哭，或咽中有异物梗塞等症为主要临床表现的一类病症。理气开郁、调畅气机、怡情易性是治疗郁病的基本原则。正如《医方论·越鞠丸》方解中云："凡郁病必先气病，气得疏通，郁于何有？"对于实证，理应理气开郁。虚证则应根据损及的脏腑及气血阴精亏虚的不同情况而补之。对于虚实夹杂，则又当视虚实的偏重而虚实兼顾。

本案患者为中年女性，以心慌、情绪紧张、烦躁不安为主症，属于郁病范畴。方中以炙甘草甘润缓急；黄芪、浮小麦、白参补益心气；当归、大枣补血养神；生地黄、天冬、麦冬、五味子滋补心阴；酸枣仁、柏子仁、茯神养心安神；龙齿、磁石、珍珠母重镇宁心安神。

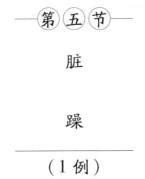

第五节

脏

躁

（1例）

医案 22

王某某，女，47岁，2018年10月19日。

初诊 主诉：周身郁热半年。病史：患者半年前因情志不舒引起周身郁热，多次测体温在37℃以下，心烦，口苦，食欲不振，睡眠欠佳，月经紊乱，自服"逍遥丸"无明显效果，遂来湘雅三医院就诊。有"慢性胃炎"病史。现症见：患者时周身郁热，悲伤欲哭，心烦失眠，口干苦，大小便正常。查：舌红，苔薄黄，脉弦细。西医诊断：围绝经期综合征。中医诊断：脏躁。中医辨证：肝郁气滞。治法：疏肝解郁，养血安神。

处方 柴胡15 g，黄芩10 g，生地黄20 g，当归10 g，白芍20 g，栀子10 g，酸枣仁10 g，茯苓15 g，牡丹皮10 g，法半夏10 g，竹茹10 g，小麦15 g，大枣10枚，炙甘草10 g，7剂，水煎服，每日1剂，分2次服。

二诊 2018年10月26日。患者症状缓解，续服用7剂，水煎服，每日1剂，分2次服。

按 肝失疏泄，气机郁滞，木郁化火，母病及子，上扰心神，故见心烦失眠；肝郁气滞，故见悲伤欲哭。中药应以清疏肝胆，养血安神，健脾益气治之。方中柴胡疏解少阳之郁热；黄芩清解胆腑之邪气；柴胡、黄芩合用，以清解胆腑之邪热；法半夏调和胃气而降逆止呕；炙甘草、大枣甘温补脾益气，甘可缓急；生地黄、当归、白芍、牡丹皮滋阴养血，清肝泻火；酸枣仁养心、安神、补肝；茯苓宁心安神；栀子清热除烦；竹茹、小麦清热除烦止呕。诸药合用，共奏清疏肝胆、健脾和胃、养心安神之功。

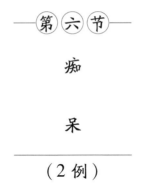

第六节

痴

呆

（2 例）

医案 23

周某某，男，76 岁，2018 年 10 月 9 日。

初诊 主诉：反应迟钝、智力减退、肢麻困倦 2 年，加重 10 余日。病史：2 年前起经常失眠，记忆力显著减退，情绪不稳，易急躁冲动，有时疑虑消沉，言语欠利，四肢困乏，腰酸腿软，行走不稳，表情淡漠，反应迟钝，伴头眩肢麻，近 10 余日病情逐渐加重，计算不能，言语重复，缺乏逻辑，或答非所问，或自言自语，不思进食，时有二便自遗，神志呆滞。头颅 CT 扫描示：脑萎缩。查：表情淡漠，反应迟钝，舌紫暗，苔白腻，脉沉细弱。西医诊断：阿尔茨海默病。中医诊断：痴呆。中医辨证：肾元亏虚，痰瘀内阻。治法：补肾活血化痰，益智醒脑开窍。

处方 淫羊藿 20 g，锁阳 20 g，制何首乌 20 g，白芍 10 g，当归 10 g，续断 15 g，刺五加 15 g，柏子仁 15 g，水蛭 10 g，三七 10 g，胆南星 10 g，石菖蒲 10 g，益智 15 g。20 剂，水煎服，每日 1 剂，分 2 次服。

二诊 2018 年 10 月 30 日。服用益智健脑方剂 20 日后，神志基本恢复正常，记忆力有所改善，二便自遗消失，其他症状均减，生活基本能自理。嘱其守服原方半年。

按　董教授拟定了治疗老年痴呆的基本方剂"益智健脑颗粒"。本方由淫羊藿、锁阳、续断、制何首乌、当归、白芍、刺五加、柏子仁、水蛭、三七等药物组成，方中淫羊藿、何首乌补肾壮阳益精血，共为君药；当归、水蛭活血化瘀，同为臣药；三七活血化瘀，续断补肾行血，锁阳补肾助阳，稍用白芍，利用其酸敛之性，一可防活血有伤血动血之弊，二可佐制补肾药物之燥性，兼顾阴阳，上述药物共为佐药；刺五加补肾安神，柏子仁宁心健脑，共为使药。诸药并用，共奏补肾活血之效。补肾活血法是补肾法与活血法的有机结合及高度统一，通过补肾促进活血，应用活血益于补肾，两者相互协同，达到改善肾虚血瘀的病理变化，使机体阴阳平衡、邪祛正存的一种新的治疗方法。近年来的研究已经证实，补肾活血法是通过调节神经内分泌，提高免疫动能，清除自由基，改善微循环等一系列作用而治疗各种慢性病、老年病及延缓衰老的一个重要方法。

益肾活血化瘀是治疗老年痴呆症病程较短、症情较轻的有效大法。必须指出，治疗期间，要严嘱患者家属对患者以言语疏导，改善生活环境，使之心情舒畅，消除孤独和疑虑，适当增加高蛋白、低脂肪之饮食，如多吃鱼类，少吃肉类，并多吃蔬菜，适当增加运动，如散步、太极拳等或适当坚持体育锻炼和一般脑力劳动相结合，年龄较轻者，应惜精保身，肾精充盈，髓海充足，即可杜绝发生老年痴呆症。

医案 24

何某某，男，50 岁，2019 年 6 月 11 日。

初诊　主诉：反应迟钝、记忆力下降 1 年，头晕 2 个月。病史：患者 1 年前无明显诱因出现反应迟钝，伴记忆力下降，尤其是近事易忘，2 个月前出现头晕，头皮阵发麻木感，伴有眼珠胀痛，偶有耳鸣，在湘雅三医院测量血压为 160/90 mmHg，头部 CT 示：多发腔隙性脑梗死，经降压、抗血小板、改善脑循环等治疗，患者血压控制为 140/80 mmHg 左右，但仍然反应迟钝，记忆力及认知能力明显减退，伴头晕、耳鸣，眼胀痛不适，心烦易怒，失眠多梦，伴口苦，食欲可，大便干结，小便黄。查：舌质红舌苔黄，脉弦滑。西医诊断：血管性痴呆。中医诊断：痴呆。中医辨证：肝肾不足，肝阳上亢。治法：补益肝肾，平肝潜阳，醒脑开窍。

处方 生地黄、熟地黄、生石决明（先煎）各20 g，麦冬、枸杞子、菊花、白蒺藜各12 g，钩藤（后下）、白芍各15 g，珍珠母（先煎）40 g，天麻20 g，石菖蒲10 g，益智10 g，远志8 g，胆南星10 g。20 副，水煎服，每日1副，分2次服。

二诊 2019 年7月8日。患者诉头晕眼胀明显减轻，偶有耳鸣，反应迟钝，记忆力及认知功能稍有改善，大便干结好转，小便稍黄。效不更方，嘱咐继续服用原方巩固治疗。

按 本案为肝肾阴虚、肝阳上亢型痴呆患者，症见反应迟钝，记忆力及认知能力明显减退，眩晕、耳鸣，头痛头胀，心烦易怒，失眠多梦，舌苔黄，脉弦滑，治则补益肝肾，平肝潜阳，醒脑开窍。患者由于长期血压高控制不佳，而导致血管性痴呆，因此必须在控制血压的同时给予醒脑开窍，益智健脑。方中生地黄、熟地黄、麦冬、枸杞子、白芍、益智补益肝肾，石决明、菊花、白蒺藜、钩藤、珍珠母、天麻平肝潜阳，石菖蒲、远志、胆南星醒脑化痰开窍，收到了良好的临床效果。

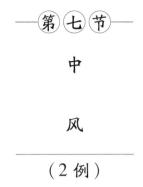

—第七节—
中
风
（2例）

医案25

左某某，女，85岁，2019年3月18日。

初诊　主诉：吞咽困难半年。病史：患者半年前起出现吞咽困难，只能进流质饮食，食入即吐，流口水明显，在当地医院诊断为多发腔隙性脑梗死，未系统治疗，目前见吞咽困难，进食时偶呛咳，时流口水，乏力，睡眠可，大小便正常。查：舌暗苔白腻，脉弦滑。西医诊断：脑梗死后遗症。中医诊断：中风（中经络）。中医辨证：气虚血瘀、风痰阻络。治法：益气活血、化痰通络。

处方　炙黄芪30g，龙头草30g，当归12g，墨旱莲12g，女贞子12g，白附子12g，僵蚕12g，全蝎6g，法半夏10g，陈皮6g，茯苓10g，竹茹10g，枳实10g，蜈蚣2条、水蛭6g，红花10g，赤芍12g，川芎10g，地龙15g，天麻12g，三七5g。14剂，水煎服，每日1剂，分2次服。

二诊　2019年4月1日。诉吞咽困难、呛咳及流口水等症状均有所改善，舌暗苔白腻，脉弦滑。效不更方，嘱予原方继服14剂，并配合针灸治疗。

按 中风病是由于气血逆乱，产生风、火、痰、瘀，导致脑脉痹阻或血溢脑脉之外。中风病急性期标实症状突出，急则治其标，治疗当以祛邪为主，常用平肝息风、清化痰热、化痰通腑、活血通络、醒神开窍等治疗方法。在恢复期及后遗症期，多为虚实夹杂，邪实未清而正虚已现，治宜扶正祛邪，常用育阴熄风、益气活血等法。

本案患者乃中风后遗症期，以吞咽困难、流涎为主症，乏力，舌暗苔白腻，脉弦滑，证属虚实夹杂，气虚血瘀、风痰阻络。故方中重用黄芪、龙头草补气血，配当归养血，墨旱莲、女贞子补肾养阴，合赤芍、蜈蚣、水蛭、红花、川芎、地龙、三七以活血化瘀通络，白附子、僵蚕、全蝎祛风化痰通络，法半夏、陈皮、茯苓、竹茹、枳实化痰行气。

医案 26

陈某，男，65 岁，2018 年 9 月 19 日。

初诊 主诉：右侧肢体乏力伴语言不利 20 日。病史：患者 20 日前因情绪激动后突发右侧肢体活动障碍，伴右侧肢体麻木，言语不清，头晕头痛，嗜睡，在当地医院行头部 CT 诊断为"左侧基底核脑出血"而收入院，经脱水降颅内压、降压、改善脑循环、营养脑神经等对症支持治疗后，右侧肢体活动障碍及麻木较前好转，神志转清。既往有高血压病史 10 余年，目前血压控制尚可。刻症见：神志清楚，右上肢肌力 3⁻ 级，右下肢肌力 3⁺ 级，右侧肢体感觉减退，舌强语塞，精神差，食欲欠佳，口干烦躁，头晕耳鸣，大便干，小便黄。查：伸舌右偏，舌红绛少苔，脉弦细涩。西医诊断：脑出血。中医诊断：中风（中经络）。中医辨证：肝肾阴虚、风邪内动，瘀阻脑窍。治法：滋阴熄风、祛瘀通窍。

处方 生地黄 30 g，麦冬 30 g，玄参 15 g，白芍 15 g，龟甲（先煎）15 g，鳖甲（先煎）15 g，生牡蛎（先煎）30 g，女贞子 12 g，钩藤 12 g，天麻 12 g，水蛭 6 g，地龙 10 g，土鳖虫 6 g，郁金 10 g，赤芍 12 g，桃仁

10 g, 桑枝 12 g, 牛膝 12 g, 鸡血藤 15 g, 石菖蒲 15 g。21 剂, 水煎服, 每日 1 剂, 分 2 次服。

二诊 2018 年 10 月 10 日。诉右侧肢体较前稍感有力, 在搀扶下可以试着迈步, 口干及心烦有所改善, 感乏力, 语言不清, 大便偏干, 舌暗红少苔, 脉弦细滑。

处方 炙黄芪 30 g, 生地黄 30 g, 麦冬 30 g, 玄参 15 g, 白芍 15 g, 龟甲 (先煎) 15 g, 鳖甲 (先煎) 15 g, 生牡蛎 (先煎) 30 g, 女贞子 12 g, 僵蚕 10 g, 胆南星 12 g, 水蛭 6 g, 地龙 10 g, 土鳖虫 6 g, 郁金 10 g, 赤芍 12 g, 桃仁 10 g, 桑枝 12 g, 牛膝 12 g, 鸡血藤 15 g, 石菖蒲 15 g。14 剂, 水煎服, 每日 1 剂, 分 2 次服。

三诊 2018 年 10 月 24 日。诉右上肢可以自行抬举片刻, 右下肢活动较前协调有力, 可以搀扶着走平路, 语言较前稍利, 大小便正常, 舌淡红少苔, 脉弦细滑。予上方加丝瓜络 15 g, 伸筋草 15 g, 络石藤 15 g。14 剂, 水煎服, 每日 1 剂, 分 2 次服。嘱适当配合针灸理疗及康复训练, 促进患肢恢复。

按 脑血管意外或脑卒中, 俗称中风, 是一种突发脑血流障碍所致的以局限性神经功能缺失为特征的神经系统疾病, 与《黄帝内经》所谓"煎厥""薄厥""大厥"类似, 其病机在于人体阳气变动过激。或劳欲过度, 或情志过极, 或饮食不节, 或气血亏虚, 或气候变化、外邪侵袭等诸多因素, 皆可导致脏腑阴阳失调, 气血逆乱, 直冲犯脑, 致脑脉痹阻或血溢脑脉之外, 以致猝然昏仆, 不省人事, 或言謇肢瘫而发病。该患者素体肝肾阴虚, 肝阳偏亢, 又因情志刺激, 化火灼阴, 导致风火上冲, 血随气逆而溢于脉外, 瘀阻脑窍。其口干烦躁, 头晕耳鸣, 大便干, 小便黄, 舌红绛少苔, 脉弦细涩, 乃肝肾阴液不足, 虚火亢妄所致, 治宜育阴息风, 祛瘀通窍。方中生地黄、麦冬、玄参、白芍、龟甲、鳖甲、女贞子大队滋补肝肾之阴，钩藤、天麻、生牡蛎平肝潜阳熄风，水蛭、地龙、土鳖虫、郁金、赤芍、桃仁活血化瘀，桑枝、鸡血藤通络活血，石菖蒲开窍散风化痰，牛膝引血下行兼滋肝肾，药证合拍，取效迅捷；二诊患者仍乏力语塞且脉现滑象，虑其气虚兼有风痰阻络，故加炙黄芪补气，加僵蚕、胆南星助石菖蒲、天麻、地龙增强祛风化痰通络之力；三诊患者诸症明显好转，故在二诊方基础上加丝瓜络、伸筋草、络石藤等通络舒筋之品助患者肢体功能恢复，辅以针灸、推拿、理疗等提高疗效。

第二章——心系病类

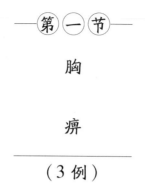

第一节

胸

痹

（3例）

医案 27

李某某，男，67 岁，2018 年 10 月 15 日。

初诊 主诉：反复胸闷胸痛 10 年，再发 3 日。病史：患者 10 年来胸中胀闷疼痛，往往因气候变冷或情绪刺激而加剧，曾在湘雅三医院心内科诊断"冠心病"。3 日前因天气突变而再发，伴有手足发凉。饮食、睡眠一般，大便稀溏，小便清长。心电图检查：ST-T 改变。查：双肺未见异常，心率 89 次/min，律齐，未闻及明显杂音，双下肢不肿，舌质淡，苔白，脉沉弦而缓。西医诊断：冠心病（心绞痛型）。中医诊断：胸痹。中医辨证：心阳不振。治法：温补心阳，以散阴寒。

处方 桂枝 9 g，附子 10 g，丹参 25 g，生姜 9 g，大枣 12 枚，炙甘草 6 g。7 剂，水煎服，每日 1 剂，分 2 次服。

二诊 2018 年 10 月 22 日。胸闷好转，原方续服用 7 剂，水煎服，每日 1 剂，分 2 次服。

按 胸闷或胸痛，是胸痹的主要临床表现。该患者心阳不振，阴寒内凝，阳气不能布达而痹阻，心肺之气血不畅。桂枝汤的组方特点是阳中有阴，若去掉芍药酸寒阴柔之性，就变为辛温扶阳之剂。如果在此基础上再加上辛温气雄的附子，使其补阳的作用就更为突出。

医案 28

申某某，女，64 岁，2018 年 9 月 7 日。

初诊　主诉：反复发作胸前区闷胀做痛 10 余年。病史：在湘雅三医院心内科已经确诊"冠心病"，近 1 周来胸闷发作较频繁，伴气短、疲倦乏力，有时烦躁汗出，睡眠欠佳，饮食尚可，二便调。查：舌淡胖暗滞，苔微白腻，脉细涩微弦。西医诊断：冠心病（心绞痛型）。中医诊断：胸痹。中医辨证：心阳不足，瘀血阻络。治法：益气温阳，活血通络。

处方　黄芪 15 g，红参 10 g，茯神 10 g，石菖蒲 10 g，何首乌 15 g，远志 10 g，丹参 10 g，桂枝 8 g，炙甘草 5 g，灵芝 10 g，三七 6 g，降香 10 g，淫羊藿 15 g，补骨脂 15 g。7 剂，水煎服，每日 1 剂，分 2 次服。

二诊　2018 年 9 月 17 日。述胸闷胸痛好转，仍有乏力、气短，睡眠欠佳，余可。予原方加炒酸枣仁 10 g，龙齿 30 g，7 剂，水煎服，每日 1 剂，分 2 次服。半个月后随访诉症状消失。

按　胸痹可分为气滞、寒凝、痰浊（湿）、血瘀等方面，但这些都是在本虚的基础上形成的。老年冠心病患者因年老肾亏，肾气不能蒸腾于上，可致心阳不足，鼓动无力，血行滞涩；肾虚脾土失养，气血化源不足，营血亏少，脉道不充，则血行不畅；或肾阳失于温煦，寒凝经脉，胸阳不振；或脾肾阳虚，水湿不化，聚饮成痰；甚则阳虚水泛，上凌心肺；或肾阴亏虚，阴虚火生，灼津成痰，痰瘀交阻，上犯心胸，痹阻心脉。诸多的因素，在冠心病的形成、发展过程中都可以导致心络痹阻、心血流行不畅。临床需要仔细辨证论治。本案辨证属于心肾阳虚、瘀血阻络之胸痹，以补气温阳、活血通络治疗而取效。

中老年冠心病的形成，是一个阴阳气血失调的慢性过程，主要病机是阳虚血瘀，可兼有痰阻、气滞、寒凝、阴虚等证，其治疗用药应以柔和、温补、不伤正气为原则。上述病例方中黄芪、人参大补元气，淫羊藿、补骨脂温补肾阳为主药，丹参、三七、降香活血化瘀生新，何首乌、灵芝养心阴、安心神为臣药，桂枝、甘草辛甘化阳补心阳，茯神、远志、酸枣仁、龙齿宁心安神为佐药，石菖蒲开窍化痰为使。诸药共用，达到益气温阳，活血通络，安神宁心之功。

医案 29

刘某某，女，60 岁，2018 年 10 月 15 日。

初诊 主诉：胸闷胸痛 3 年，复发 1 周。病史：患者近 3 年反复出现发作性胸闷胸痛，每次持续 5~15 分钟不等，含服硝酸甘油片可迅速缓解。1 周前情绪波动后上述症状复发，食欲一般，睡眠差，夜尿次数多，大便正常。冠状动脉造影示 3 支病变。查舌质紫暗，苔白微腻，脉沉涩。西医诊断：冠心病（心绞痛型）。中医诊断：胸痹。中医辨证：肾虚血瘀。治法：补肾活血。

处方 淫羊藿 15 g，补骨脂 15 g，三七 5 g，川芎 10 g，黄芪 30 g，西洋参 10 g，当归 12 g，瓜蒌 10 g，桃仁 10 g，水蛭 5 g，红花 3 g，降香 10 g，炙甘草 6 g。7 剂，水煎服，每日 1 剂，分 2 次服。

二诊 2018 年 10 月 22 日。症状好转，原方续服用 7 剂，水煎服，每日 1 剂，分 2 次服。

按 胸痹之病机为阳微阴弦，此证为胸痹之轻症，辨证为肾虚血瘀型，故予经验方"冠心平"以补肾活血。

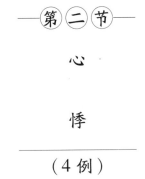

—第二节—

心悸

（4例）

医案 30

李某，女，32岁，2018年10月19日。

初诊　主诉：心悸2年。病史：患者2年前无明显诱因出现心悸，伴乏力，曾在湘雅三医院心内科行相关检查，动态心电图示"多发房性早搏"，但其他检查未见器质性病变，曾服用"美托洛尔"和"稳心颗粒"，但效果欠佳。来诊时心悸，活动后加重，少气懒言，自汗盗汗，睡眠不佳，小便清长，大便干结。查：面色少华，舌光少苔，脉结代。西医诊断：房性早搏。中医诊断：心悸。中医辨证：阴血阳气虚弱，心脉失养。治法：益气滋阴，通阳复脉。

处方　生地黄50 g，炙甘草12 g，桂枝9 g，人参10 g，阿胶（烊化）6 g，麦冬10 g，麻仁10 g，生姜9 g，大枣10枚，7剂，水煎服，每日1剂，分2次服。

二诊　2018年10月26日。症状好转，续服用7剂，水煎服，每日1剂，分2次服。

按　炙甘草汤是《伤寒论》治疗心动悸、脉结代的名方。其证是由伤寒汗、吐、下或失血后，或杂病阴血不足，阳气不振所致。阴血不足，血脉无以充盈，加之阳气不振，无力鼓动血脉，脉气不相接续，故脉结代；阴血不足，心体失养，或心阳虚弱，不能温养心脉，故心动悸。治宜滋心阴，养心血，益心气，温心阳，以复脉定悸。方中重用生地黄滋阴养血为君，配伍炙甘草、人参、大枣益心气，补脾气，以资气血生化之源；阿胶、麦冬、麻仁滋心阴，养心血，充血脉，共为臣药。佐以桂枝、生姜辛行温通，温心阳，通血脉，诸厚味滋腻之品得姜、桂则滋而不腻。用法中加清酒煎服，以清酒辛热，可温通血脉，以行药力，是为使药。

医案 31

王某，女，59 岁。2018 年 11 月 8 日。

初诊 主诉：胸闷心悸 1 个月。病史：胸闷心悸 1 个月，睡眠差，疲乏，畏寒，腰痛，肠鸣，大便不成形，每日 2~3 次，口干喜饮。纳可，小便调。舌暗，苔薄黄，脉细。西医诊断：冠心病。中医诊断：心悸。中医辨证：心脾两虚。治法：调养心脾，宁心安神。

处方 党参 12 g，白术 12 g，茯苓 15 g，薏苡仁 30 g，炙甘草 15 g，酸枣仁 10 g，远志 10 g，龙骨（包，先煎）30 g，牡蛎（包，先煎）30 g，莲子心 2 g，首乌藤 30 g，黄芪 15 g。7 剂，水煎服，每日 1 剂，分 2 次服。

二诊 2018 年 11 月 15 日。服上方后患者夜寐改善，胸闷心悸改善，口干减轻。大便仍不成形，每日 1~2 次，耳鸣。舌红，苔薄黄，脉细弱。

处方 党参 15 g，白术 20 g，茯苓 15 g，薏苡仁 30 g，炙甘草 15 g，酸枣仁 10 g，远志 10 g，龙骨（包，先煎）30 g，牡蛎（包，先煎）30 g，莲子心 2 g，首乌藤 30 g，黄芪 30 g。7 剂，水煎服，每日 1 剂，分 2 次服。

　　按　本案患者心悸、眠差，考虑为心脾两虚、心失所养而致，治当调养心脾，宁心安神。以党参、白术、茯苓、薏苡仁、黄芪、大枣、甘草益气健脾，使气血生化有源；酸枣仁、远志、龙骨、牡蛎、莲子心、首乌藤养心、宁心、安神。

医案 32

　　鲁某某，女，74 岁，2019 年 3 月 25 日。

　　初诊　主诉：反复心悸 20 余年，加重 1 周。病史：患者反复心悸 20 余年，伴全身乏力，口干，胸部发热，西医诊断为"冠心病"，长期服用西药，未置入支架，1 周前劳累后出现加重，饮食睡眠欠佳，二便正常。查：舌淡苔白厚，脉弦数。西医诊断：冠心病。中医诊断：心悸。中医辨证：气阴两虚、痰瘀痹阻。治法：益气养阴、化痰通络。

　　处方　西洋参 10 g，麦冬 12 g，五味子 6 g，瓜蒌 12 g，薤白 12 g，降香 8 g，丹参 15 g，水蛭 5 g，红花 10 g，葛根 15 g，龙齿 30 g，牡蛎（包，先煎）30 g，磁石（先煎）30 g，珍珠母（包，先煎）30 g，三七 5 g。7 剂，水煎服，每日 1 剂，分 2 次服。

　　按　心悸是指气血阴阳亏虚，或痰饮瘀血阻滞，心失所养，心脉不畅，引起心中急剧跳动，惊慌不安，不能自主为主要表现的一种病症。治疗上当补益气血，调理阴阳，以求气血调畅，阴平阳秘，配合应用养心安神之品，促进脏腑功能的恢复。本案患者为老年女性，病程日久，虚实夹杂。故方中以西洋参、麦冬、五味子益气养阴；瓜蒌、薤白、降香化痰通阳、行气止痛；丹参、水蛭、红花、三七、葛根活血通经活络，龙齿、牡蛎、磁石、珍珠母重镇宁心安神。

医案 33

龙某某，男，70 岁，2019 年 4 月 1 日。

初诊 主诉：反复心悸 2 年余。病史：患者阵发性心律不齐 2 年余，心电图示室上性心动过速，每年发作 3~4 次，每次发作约 2 小时，无明显头昏乏力，纳可，睡眠尚可，二便调。既往有高血压病史。查：舌淡暗苔薄白，脉细弦。西医诊断：心律失常。中医诊断：心悸。中医辨证：肾虚血瘀。治法：益气活血、滋阴补肾。

处方 西洋参 10 g，麦冬 12 g，五味子 6 g，天麻 12 g，炙黄芪 20 g，丹参 15 g，降香 8 g，葛根 15 g，磁石 30 g，珍珠母 30 g，补骨脂 15 g，桑椹 12 g，水蛭 5 g，红花 10 g。7 剂，水煎服，每日 1 剂，分 2 次服。

按 心悸由于痰饮、瘀血等邪实所致者，治当化痰，涤饮，活血化瘀，配合重镇安神之品，以求邪去正安，心神得宁。临床上心悸表现为虚实夹杂时，当根据虚实轻重之多少，灵活应用益气养血，滋阴温阳，化痰涤饮，行气化瘀，养心安神，重镇安神之法。

本案中患者为老年男性，以心悸为主症，病机为肾虚血瘀，方中以西洋参、麦冬、五味子益气养阴安神，黄芪、丹参、降香、葛根、天麻益气活血通络，红花、水蛭活血化瘀，补骨脂、桑椹补益肾精以滋心阴，磁石、珍珠母重镇宁心安神。

第三章——肺系病类

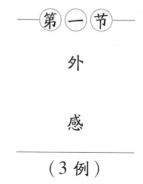

第一节

外

感

（3 例）

医案 34

刘某某，女，35 岁，2018 年 10 月 15 日。

初诊 主诉：间断性恶寒汗出 2 年，再发 1 周。病史：患者近 2 年来每受凉即感恶寒，夜间汗出，曾服抗感冒药物如感康等，无明显效果，反复发作。1 周前因受凉再次出现上述症状，经抗生素治疗无效。现恶寒，低热，夜间汗出，乏力。查：舌红，苔厚腻微黄，脉弦细。西医诊断：上呼吸道感染。中医诊断：感冒。中医辨证：太阳少阳合病。治法：和解少阳，解表温里。

处方 柴胡 15 g，黄芩 12 g，桂枝 5 g，白芍 15 g，干姜 5 g，煅牡蛎（包，先煎）30 g，天花粉 15 g，茵陈 20 g，金银花 10 g，连翘 10 g，甘草 6 g。7 剂，水煎服，每日 1 剂，分 2 次服。

二诊 2018 年 10 月 22 日。畏寒减轻，汗出减少，仍感乏力。舌尖红，苔腻微黄，脉弦细。以上方加黄芪 30 g，白术 10 g，7 剂，水煎服，每日 1 剂，分 2 次服。

按 该患者既往治疗大多为辛凉解表、清热解毒之品，致使太阳之邪内陷，少阳枢机不利，故属太阳少阳两感。柴胡桂枝干姜汤是治疗少阳兼水饮的方剂。

医案 35

刘某，男，3岁，2018年6月3日。

初诊　主诉：咳嗽、咽痛1日。病史：患儿母亲代述昨日受凉后出现咳嗽，有痰声难咳出，伴咽喉疼痛，不肯饮食，低热38℃，精神倦怠，大便干燥，小便偏黄。查：咽部红，扁桃体肿大Ⅱ度，舌红，苔少，脉滑数。西医诊断：上呼吸道感染。中医诊断：咳嗽。中医辨证：风热犯肺，肺气不宣。治法：疏风清热解表、宣肺利咽止咳。

处方　金银花12 g，连翘5 g，淡竹叶4 g，荆芥4 g，牛蒡子4 g，薄荷3 g，甘草2 g，桔梗4 g，芦根5 g，山豆根5 g，黄连4 g。3剂，水煎服，每日1剂，分2次服。

二诊　2018年6月5日。述服用前方后热退、咳嗽减轻，未述咽痛，大便一次量多，睡眠及精神好转。舌稍红，苔薄少，脉滑数。嘱继续前方2剂而愈。

按　外感咳嗽是小儿肺部疾病中的一种常见证候，小儿为稚阴稚阳之体，脏腑娇嫩，肺常不足，易受风寒或风热侵袭，邪郁犯肺，郁闭不宣，其气上逆，而为咳嗽。其中风寒咳嗽症状表现为咳嗽频作，咳声重浊，痰多色白，甚则喉间有痰鸣声，恶风畏寒，头痛倦怠，塞鼻不通，喷嚏流清涕，喉痒声重，舌苔薄白，舌淡红，脉象浮紧，指纹青浮露。治法宜辛温解表宣肺止咳。风热咳嗽症状表现：多发于春季及初秋，咳嗽，痰色黄稠，咳痰不畅，发热恶风、汗出，鼻流浊涕，咽喉干痛，口渴欲饮。大便干燥，小便黄赤，舌质红，苔薄黄，脉浮数，指纹紫蓝。治法宜疏风清热、宣肺止咳。

　　患儿外感咳嗽最易发于气候多变之春末夏初之时，该例患儿咳嗽、发热、咽痛、大便干、尿黄，舌红、苔少，表现为风热犯肺之症，故治疗采用疏风清热解表、宣肺利咽止咳之法，方中金银花、连翘、淡竹叶、芦根、黄连清热解表，荆芥、牛蒡子、薄荷疏风解表，山豆根、桔梗、甘草利咽化痰止咳。

医案 36

　　张某某，女，3 岁半，2019 年 4 月 22 日。

　　初诊　主诉：咳嗽 1 周，加重 3 日。病史：患儿 1 周前受凉后出现咳嗽，吐黄痰，伴发热，鼻塞，流黄涕，无恶寒。饮食睡眠正常，大小便正常。查：舌淡苔黄腻，脉细数。西医诊断：上呼吸道感染。中医诊断：外感咳嗽。中医辨证：风热犯肺。治法：疏风清热、宣肺止咳化痰。

　　处方　桑叶 6 g，菊花 3 g，桔梗 4 g，连翘 6 g，杏仁 4 g，甘草 4 g，薄荷 4 g，芦根 5 g，荆芥 4 g，防风 4 g，贝母 4 g，枇杷叶 4 g，紫菀 4 g。7 剂，水煎服，每日 1 剂，分 2 次服。

　　按　咳嗽与外邪的侵袭及脏腑功能失调有关，咳嗽的病因，一是外感六淫之邪；二是脏腑之病气，均可引起肺气不清失于宣肃，迫气上逆而作咳。外感咳嗽属于邪实，为外邪犯肺，肺气壅遏不畅所致，若不能及时使邪外达，可进一步发生演变转化。内伤咳嗽多属邪实与正虚并见。本案患儿为急性起病，有受凉史，有咳嗽流涕为主症，乃外感风热之象。故方中以桑叶、菊花、薄荷、连翘疏风散邪，宣透风热；荆芥、防风祛风解表散邪；杏仁、桔梗、紫菀、甘草轻宣肺气，祛痰止咳；枇杷叶清肺止咳；贝母清肺化痰；芦根清热生津。

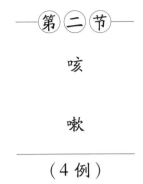

咳

嗽

（4例）

医案 37

赵某某，男，84岁，2019年11月27日。

初诊 主诉：咳嗽、咳痰7日。病史：近7日来阵发性咳嗽，痰白质黏不易咳出，伴喉中喘鸣，气短，乏力，纳差，口淡不渴，无发热，无鼻塞喷嚏，二便调。胸片示：双下肺感染。舌质偏红，苔薄黄腻，脉沉细偏滑。西医诊断：肺部感染。中医诊断：咳嗽。中医辨证：痰湿蕴肺，郁而化热。治法：清肺化痰，止咳平喘，健脾燥湿。

处方 黄芩10g，桔梗10g，前胡10g，知母10g，桑白皮15g，射干10g，半夏10g，炙紫菀10g，瓜蒌10g，茯苓15g，炒扁豆15g，生甘草6g。7剂，水煎服，每日1剂，分2次服。

二诊 2019年12月3日。咳嗽咳痰减轻，痰黏稠不易咯出，稍感气短乏力，无气喘，自觉口干口苦，舌质偏红，苔根部黄腻而干，脉细滑。予原方去半夏，加黄芩10g，麦冬10g。7剂，水煎服，每日1剂，分2次服。

按 本案患者咳嗽、咳痰7日，初诊时咳嗽剧烈、咳痰量多而不易出，纳差，舌质偏红，苔薄黄，脉沉细偏滑，四诊合参，证属痰湿蕴肺，郁而化热，故治疗当以化痰清热为主。初诊方由清金化痰汤加减，其中，黄芩、桑白皮、射干、瓜蒌、前胡、炙紫菀、桔梗化痰止咳清热，中医学认为，痰之产生，于脾胃不能运化水湿关系密切，有"肺为贮痰之器，脾为生痰之源"的说法，且患者有纳差、乏力、气短等不足之征象，故应健脾胃，予以茯苓、炒扁豆、半夏健脾燥湿。二诊时咳嗽减轻，但感口干口苦，皆因痰热伤阴所致，故去半夏，加麦冬和沙参养阴而不助痰湿。

医案 38

周某，男，42 岁，2018 年 10 月 19 日。

初诊 主诉：咳嗽、咳痰、胸痛 1 周。病史：患者 1 周前受凉后出现阵发性咳嗽，咳痰量多色白，咳时胸痛，晨起较重，痰出咳减，自服阿莫西林胶囊、风寒感冒颗粒后，症状未缓解，遂来就诊。现症见：咳嗽、咳痰日渐加重，咳痰黏稠难咳，黄白相兼，气息粗促，胸部胀满而痛，口渴，神疲乏力，无头晕、头痛、恶心、心慌，饮食、睡眠欠佳，小便黄，大便正常。查：体温 38.5 ℃。双肺呼吸音粗，右下肺可闻及细湿啰音，随咳嗽变动。血常规检查：白细胞 $12×10^9/L$，中性粒细胞 0.85；胸片：支气管疾病。舌红，苔黄，脉滑数。西医诊断：支气管炎。中医诊断：咳嗽。中医辨证：痰热郁肺。治法：清热肃肺，化痰止咳。

处方 黄芩 10 g，栀子 10 g，桔梗 10 g，麦冬 6 g，桑白皮 10 g，贝母 10 g，知母 10 g，瓜蒌子 10 g，橘红 10 g，茯苓 10 g，甘草 5 g。7 剂，水煎服，每日 1 剂，分 2 次服。

二诊 2018 年 10 月 26 日。症状好转，复查血常规：白细胞 $5.2×10^9/L$，中性粒细胞 0.65。续服用 7 剂，水煎服，每日 1 剂，分 2 次服。

按 方中橘红理气化痰，使气顺则痰降；茯苓健脾利湿，湿去则痰自消；更以瓜蒌子、贝母、桔梗清热涤痰，宽胸开结；麦冬、知母养阴清热，润肺止咳；黄芩、栀子、桑白皮清泻肺火，甘草补土而和中。故全方有化痰止咳，清热润肺之功。适用于痰浊不化，蕴而化热之证。

医案 39

黄某某，女，68 岁，2019 年 12 月 17 日。

初诊　主诉：反复咳嗽咳痰 6 年，再发 3 日。病史：近 6 年来常常在秋冬季节反复发作咳嗽，经常有白色黏痰咯出，有时伴胸闷、气促，经常因为这个病住院，诊断为"慢性支气管炎，轻度肺气肿"，近 3 日咳嗽又作，咯白色或者黄色黏痰，不想吃西药打点滴，故看中医，希望能断根才好。饮食及大小便基本正常。查：舌暗滞，边齿痕，苔黄腻脉滑弦。西医诊断：慢性支气管炎急性发作期。中医诊断：咳嗽。中医辨证：外感寒邪兼痰浊阻肺，入里化热。治法：祛风散寒宣肺，清肺止咳化痰。

处方　桔梗 10 g，紫菀 10 g，荆芥 10 g，百部 10 g，白前 10 g，陈皮 6 g，炙甘草 10 g，川贝 10 g，干姜 6 g，细辛 3 g，五味子 6 g，枇杷叶 10 g，苦杏仁 10 g，黄芩 10 g，矮地茶 30 g，罗汉果 3 枚。7 剂，水煎服，每日 1 剂，分 2 次服。

二诊　2019 年 12 月 24 日。患者诉服用上方后咳嗽减轻，咳痰先增多，后逐渐减少，觉胸闷有缓解。舌暗淡，苔白腻，脉细滑。

处方　人参 10 g，蛤蚧（研粉，冲服）1 对，桔梗 10 g，紫菀 10 g，荆芥 10 g，百部 10 g，白前 10 g，陈皮 6 g，炙甘草 10 g，川贝母 10 g，干姜 6 g，细辛 3 g，五味子 6 g，枇杷叶 10 g，苦杏仁 10 g，法半夏 10 g。7 剂，水煎服，每日 1 剂，分 2 次服。

三诊 2019 年 12 月 31 日。诉咳嗽咳痰明显好转，胸闷气促也明显改善，精神食欲都不错。但到晚间仍有阵发咳嗽，咯少量白稀痰，偶有胸闷。舌暗淡，苔白腻，脉细滑。

处方 人参 10 g，蛤蚧（研粉，冲服）1 对，丹参 10 g，桔梗 10 g，紫菀 10 g，荆芥 10 g，百部 10 g，白前 10 g，陈皮 6 g，炙甘草 10 g，川贝母 10 g，干姜 6 g，细辛 3 g，五味子 6 g，枇杷叶 10 g，苦杏仁 10 g，法半夏 10 g，茯苓 15 g，白术 15 g。7 剂，水煎服，每日 1 剂，分 2 次服。1 周后随访咳嗽已经告愈。

按 该患者为慢性支气管炎因感受秋冬寒凉之邪而咳嗽频作，治疗上应该因势利导，引邪外出，而不能过早敛肺留邪，故处方以止嗽散合干姜、细辛、五味子等加减，祛风散寒宣肺，又患者苔黄腻、痰黄黏，有痰浊入里化热之象，故又以川贝母、黄芩、矮地茶、罗汉果润肺清化热痰，寒热并用，表里同治。患者为"老年慢性支气管炎"，其未急性发作时则为内伤咳嗽，治疗上应该肺肾并治，取两脏为母子之脏，金水相生之义。久病多虚多瘀，故在咳嗽好转之后，处方加入参蛤散以补益肺肾，固本培元，还酌情加入丹参活血养血。

咳嗽一症，如治不得法，则缠绵难愈。咳嗽病因众多，虽然"五脏六腑皆令人咳"，但主要仍然在肺，可以外感、内伤概括之，以简御繁。外感咳嗽，无论四时，多因于寒邪，此例患者也不例外，故治疗宜辛温散寒宣肺；但患者素体内有痰浊，并有化热倾向，故在宣肺同时，治以清肺化痰，表里兼治，而收良效，又患者年老，肺肾气虚，故酌情加入人参、蛤蚧补益肺肾而固本。

医案 40

张某，男，47 岁，2018 年 2 月 12 日。

初诊　主诉：反复咳嗽咳痰 10 余年，加重伴气喘 7 日。病史：患者自 10 余年前起常反复发作咳嗽、咳痰，冬春季明显，常服用抗生素及止咳化痰等药物，咳嗽咳痰症状可有所减轻。7 日前，患者受凉后再次出现咳嗽、咳痰，症状较前加重且伴气喘，活动后加重，外院诊断为"慢性支气管炎急性发作"，给予止咳化痰药物治疗，症状改善不明显，遂来就诊。现症见：阵发性咳嗽，咳灰色黏痰，气喘，动则尤甚，口渴，舌质紫暗，苔薄白，脉弦。西医诊断：慢性支气管炎急性发作。中医诊断：咳嗽。中医辨证：风寒入里化热，肺失宣降。治法：散风寒，清肺热，降气化痰。

处方　麻黄 6 g，杏仁 10 g，黄芩 15 g，半夏 10 g，芦根 20 g，款冬花 15 g，生石膏（包煎）30 g，虎杖 20 g，白果 8 g，葶苈子 15 g，紫苏子 12 g，桑白皮 18 g，甘草 6 g。7 剂，水煎服，每日 1 剂，分 2 次服。

二诊　2018 年 2 月 19 日。服上方后患者咳嗽、咳痰症状减轻，痰色白，时有气喘，动则尤甚，舌质淡，苔白，脉细。

处方　熟地黄 20 g，当归 15 g，半夏 10 g，茯苓 18 g，陈皮 10 g，紫苏子 12 g，桑白皮 15 g，麻黄 6 g，杏仁 10 g，芦根 20 g，葶苈子 15 g，党参 12 g，炙甘草 8 g。7 剂，水煎服，每日 1 剂，分 2 次服。

按　本例患者久患咳喘，近因外感诱发加重。首诊选用华盖散加减，以麻黄宣肺平喘，杏仁、紫苏子降气消痰，桑白皮泻肺利水，佐以半夏、白果、款冬花化痰平喘，黄芩、虎杖、生石膏、芦根以清肺泄热，葶苈子泻肺降气、化痰平喘。7 剂之后，病势趋缓，予金水六君煎合华盖散标本兼治，当归、熟地黄滋养肺肾阴血，半夏、茯苓化痰燥湿，与华盖散合用共奏宣肺化痰、止咳平喘之功。

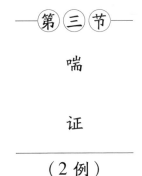

第三节

喘

证

————

（2例）

医案 41

王某某，男，67 岁，2018 年 10 月 15 日。

初诊 主诉：反复咳嗽、喘息 10 余年。病史：患者反复咳嗽、喘息已有 10 余年，每至秋冬遇冷而发病，至春而愈。在湘雅三医院呼吸内科已经确诊为"慢性阻塞性肺疾病"。经西药治疗效果欠佳，故求治于中医。现症：阵发性咳嗽、喘息，吐白色泡沫痰，活动后喘息加剧，有少量清涕，睡眠欠佳，饮食尚可，大便稀，小便可。舌质淡，舌苔白腻，脉滑。西医诊断：慢性阻塞性肺疾病（急性加重期）。中医诊断：喘证。中医辨证：外寒内饮证。治法：外散风寒，内温化饮。

处方 炙麻黄 6 g，桂枝 5 g，炙甘草 10 g，干姜 12 g，细辛 3 g，五味子 10 g，白芍 15 g，陈皮 10 g，白芥子 12 g，紫苏子 10 g，莱菔子 15 g，生姜 10 g。7 剂，水煎服，每日 1 剂，分 2 次服。

二诊 2018 年 10 月 22 日。咳喘明显减轻，活动后仍有轻度喘息。舌质淡，舌苔白而微腻，脉沉。上方去炙麻黄、干姜，加入白僵蚕 15 g，白术 10 g。7 剂，水煎服，每日 1 剂，分 2 次服。

按 喘证，以胸中胀闷、咳嗽咳痰、气短而喘为主要表现，多因先天禀赋不足或喘息、久咳、慢性肺系疾病所致。根据标本虚实，分别选用祛邪扶正是本病的治疗原则。肺脾气虚，脾阳不足，脾失健运，痰浊内生，肺气失宣，气津失布，痰浊更盛，上阻肺气，肃降失常，发为喘促。久咳肺虚，久病及肾，肾不纳气，则喘促亦甚。肺卫气虚，无力御邪，遇冷风及烟雾刺激则咳嗽、气喘、活动后气喘加重；脾虚湿盛，则大便溏薄。治疗上予宣肺散邪，温肺化饮。

医案 42

袁某某，男，66 岁，2019 年 2 月 18 日。

初诊 主诉：反复咳嗽咳痰伴活动后气促 3 年，再发 1 周。病史：患者 3 年来反复受凉后出现咳嗽咳痰，伴有活动后气促，1 周前因受凉后再次出现咳嗽咳痰，无发热汗出，痰多，黄绿色，活动后气促明显。饮食睡眠欠佳，大小便尚可。查：舌淡苔薄白干，脉弦滑。西医诊断：慢性阻塞性肺疾病急性加重期。中医诊断：喘证。中医辨证：痰浊阻肺。治法：宣肺化痰止咳。

处方 紫苏子 10 g，杏仁 10 g，法半夏 10 g，陈皮 6 g，茯苓 10 g，竹茹 10 g，枳实 10 g，黄芩 10 g，桑白皮 15 g，桔梗 10 g，乌梅 10 g，贝母 10 g，紫菀 10 g。7 剂，水煎服，每日 1 剂，分 2 次服。

按 喘证常由多种疾病引起，病因复杂，常见的病因有外邪犯肺、痰浊内蕴、情志失调、久病劳欲等，致使肺气上逆，宣降失职，或气无所主，肾失摄纳而成。喘证的发病主要在肺和肾，病理性质有虚实两类，实喘在肺，为外邪、痰浊、肝郁气逆、邪壅肺气而宣降不利；虚喘当责之肺、肾两脏，因精气不足，气阴亏耗而致肺肾出纳失常，尤以气虚为主。病情错杂者，每可下虚上实并见，或正虚邪实，虚实夹杂。但在病情发展的不同阶段，虚实之间有所侧重，或互相转化。本案患者为老年男性，咳嗽咳痰为主症，且痰多色黄绿，乃急性发作期征象，以实证为主。故方中以法半夏、茯苓、陈皮、紫苏子、贝母化痰，杏仁、枳实、桔梗、紫菀宣肺降气化痰，桑白皮、黄芩清热泻肺，乌梅敛肺止咳。

第四章——脾系病类

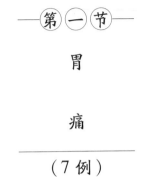

第一节

胃

痛

（7 例）

医案 43

彭某某，女，46 岁，2017 年 12 月 17 日。

初诊 主诉：剑突下胀闷伴呃逆、嗳气、反酸 4 年。病史：近 4 年来反复发作剑突下胀闷，饥饿感，食道及胃脘冰冷感，吞咽食物困难感，时好时发，情绪不好或天变凉时发作较多，不能进冷食，伴呃逆、嗳气、反酸，经常便秘，小便多而清长。平素畏冷，有心慌气短感，易感冒，口干，上火，睡眠欠佳，易惊醒，易烦躁。胃镜（2017 年 12 月 4 日）检查示：红斑渗出性胃炎。舌淡嫩，苔白腻，脉弦紧。西医诊断：慢性胃炎。中医诊断：胃痛。中医辨证：肝胃不和，气滞阴虚，寒热错杂。治法：疏肝和胃降逆，理气散寒兼滋胃阴。

处方 山茱萸 6 g，高良姜 10 g，干姜 15 g，红参 10 g，白术 10 g，蒲公英 15 g，山楂 15 g，神曲 10 g，天花粉 15 g，玉竹 20 g，桂枝 9 g，柴胡 6 g，白芍 10 g，知母 10 g，赭石（包）20 g，香附 10 g，佛手 10 g，玫瑰花 10 g，炙甘草 6 g。7 剂，水煎服，每日 1 剂，分 2 次服。

二诊 2017 年 12 月 24 日。患者诉剑突下不适感明显减轻，呃逆、嗳气、反酸、口干等症状好转，睡眠质量改善，二便正常。舌淡嫩，苔白腻，

脉弦细。效不更方，嘱继续原方服用 7 副巩固疗效。半个月后随访症状
消失。

　　按　胃脘痛病位在胃，但与肝的关系非常紧密。《素问·至真要大论》
云："木郁之发，民病胃脘当心而痛。"叶天士亦云："肝为起病之源，胃为
传病之所。"故肝气犯胃、肝胃不和为最常见之胃病病机。或因情志不遂，
肝气郁结而导致木不疏土，如肝气太过则横逆犯胃，木旺克土，导致出现
胃胀胃痛，呃逆、泛酸等症，甚至食欲减退、纳谷不化、大便溏薄等脾胃
虚弱之象。所以治疗胃病，必先制肝调肝，肝胃并治，在此基础上再辨明
寒热虚实，而遣方用药。该病例主要症状表现为胃胀、呃逆、泛酸、嗳气，
病位主要在胃，为胃失和降、胃气上逆证，究其病因为情志不遂肝郁气滞，
导致肝克胃土，肝胃不和；患者素体畏冷，时有食管及胃脘冷感，不能进
冷食，天变凉则发病，说明有寒邪客胃，但患病日久，气郁化热伤阴而又
见口干、大便干、上火等阴亏之症，所以病情寒热错杂。治疗上予以疏肝
和胃降逆，理气散寒兼滋胃阴，方中柴胡、白芍、香附、佛手、玫瑰花疏
肝理气，赭石和胃降逆，山茱萸、干姜、高良姜、桂枝温肝暖胃散寒，天
花粉、知母、玉竹甘寒滋胃养阴，参、术、草健胃培土，山楂、麦芽助运
化，稍佐蒲公英清其内热。辨证处方得当，诸药合用，收效迅捷。

医案 44

　　孔某，女，46 岁，2018 年 10 月 15 日。

　　初诊　主诉：胃脘部嘈杂胀痛 1 年，加重 5 日。病史：患者近 1 年来胃
脘部嘈杂不适、闷胀疼痛，嗳气频频，心烦，口苦，食欲不振，大小便基
本正常。胃镜提示：胆汁反流性胃炎。舌红，苔白微腻，脉弦。西医诊断：
胆汁反流性胃炎。中医诊断：胃痛。中医辨证：肝胃不和证。治法：清肝
健脾，和胃降逆。

处方 柴胡 10 g，白芍 15 g，黄连 3 g，吴茱萸 3 g，茯苓 10 g，炒白术 10 g，制香附 10 g，黄芩 10 g，法半夏 10 g，陈皮 10 g，炙甘草 5 g。7 剂，水煎服，每日 1 剂，分 2 次服。

二诊 2018 年 10 月 22 日。患者胃脘嘈杂胀痛减轻，嗳气减少，食欲改善。舌红，苔白，脉弦。处方对症，上方加枳壳 10 g，以加强疏肝理气之效。7 剂，水煎服，每日 1 剂，分 2 次服。

按 患者情志不舒，肝气郁结，木克中土，导致脾胃升降纳运失常，而出现一系列肝胃失和的症状，治当清疏肝胆，和胃降逆。故用小柴胡汤为主方加减，另配左金丸，黄连、吴茱萸相配，一则清泻肝火，二则降逆止呕。诸药合用，可使肝胆疏利，脾胃调和则诸症自除。

医案 45

张某某，女，31 岁，2018 年 10 月 19 日。

初诊 主诉：反复上腹部不适 1 年，加重 1 周。病史：患者 1 年前因家庭变故逐渐出现上腹部不适，主要表现为胃脘部嘈杂、烧心，偶有反酸，在湘雅三医院行胃镜提示：胆汁反流性胃炎。曾服奥美拉唑、铝碳酸镁及香砂养胃丸等，病情反复，症状时轻时重。1 周前与人争执后病情加重，服用奥美拉唑、铝碳酸镁后症状无明显减轻，遂来就诊。现症见：胃脘部嘈杂不适、闷胀疼痛，烧心，嗳气频频，心烦易怒，纳差，口干口苦，大便基本正常。舌淡红，苔微黄而厚腻，脉弦。西医诊断：胆汁反流性胃炎。中医诊断：胃脘痛。中医辨证：胆胃不和。治法：清胆和胃。

处方 柴胡 10 g，黄芩 10 g，法半夏 10 g，黄连 18 g，吴茱萸 3 g，白芍 20 g，枳壳 10 g，陈皮 6 g，制香附 10 g，焦三仙各 15 g。7 剂，水煎服，每日 1 剂，分 2 次服。

二诊　2018 年 10 月 26 日。患者胃脘部嘈杂、烧心、口干口苦症状已明显缓解，食欲增加。舌红，苔薄白，脉弦。上方加党参 15 g，7 剂，水煎服，每日 1 剂，分 2 次服。

按　脾胃居于中焦，主司受纳消化功能，脾以升清为顺，胃以降浊为和，清升浊降才能维持人的消化吸收与排泄功能，而这一过程有赖于肝之正常疏泄，使胆汁顺降以利消化。忧思恼怒，肝失疏泄，肝胆郁热逆乘脾胃，症状因此而生。本病案患者情志不舒，肝气郁结，木郁化热，横克中土，导致脾胃升降纳运失常，而出现一系列脾胃失和的症状，故本病案症状在脾胃，实因肝胆木郁横乘中土而为，治当清疏肝胆，和胃降逆。故用柴胡疏肝散清疏肝胆，健脾和胃；另配左金丸为《丹溪心法》治疗肝火犯胃证的代表方，黄连、吴茱萸相配，一则清泻肝火，二则降逆止呕。诸药合用，可使肝胆疏利，脾胃调和则诸症自除。

医案 46

孔某，男，50 岁，2018 年 10 月 19 日。

初诊　主诉：反复上腹部胀满疼痛 2 年，加重 1 个月。病史：患者 2 年前无明显诱因出现胃脘部胀满疼痛，无反酸、烧心、恶心等不适感，无明显时间规律，情绪波动或饮食稍有不慎，症状即加重。胃镜检查：慢性浅表性胃炎；腹部 B 超：慢性胆囊炎。曾服消炎利胆片、泮托拉唑、吗丁啉片，症状时轻时重，反复发作。1 个月前在外食夜宵时与人争执后上述症状加重，遂来就诊。胃镜：慢性浅表性胃炎；腹部 B 超：慢性胆囊炎。查：一般情况可。心肺未见异常。剑突下轻度压痛，无反跳痛。舌质暗红，苔黄腻，脉弦。西医诊断：慢性浅表性胃炎。中医诊断：胃脘痛。中医辨证：肝胆郁热犯胃。治法：清利肝胆，和胃止痛。

处方 柴胡 10 g，桂枝 5 g，白芍 20 g，法半夏 10 g，黄芩 10 g，茵陈 20 g，郁金 10 g，厚朴 10 g，枳实 10 g，炙甘草 10 g。7 剂，水煎服，每日 1 剂，分 2 次服。

二诊 2018 年 10 月 26 日。症状好转，续服用 7 剂，水煎服，每日 1 剂，分 2 次服。

按 本案患者胃脘疼痛迁延日久，治疗效果不佳，如此顽固，大多不是单纯脾胃之病，往往波及其他脏器。而肝胆之脏与脾胃消化功能最为密切。临床凡肝胆之病，多累及脾胃，在疏利肝胆之时，勿忘调理脾胃；临床顽固之脾胃之病则应考虑土不培木，木郁化火，肝胆郁滞，贼克中土，土不制水，寒水侮土，脾失健运，胃失和降。因此治疗慢性胃病，必须肝胆脾胃同治，方能取得满意的治疗效果。方中柴胡、黄芩、茵陈、枳实、郁金清疏肝胆；桂枝、白芍疏木达郁；法半夏、厚朴和中降逆。如此胃痛之病大部分用药归经入肝，以肝胆论治为主，土木并用，可使土和木达，脾胃升运，则胃痛自除。

医案 47

胡某某，男，50 岁，2018 年 11 月 2 日。

初诊 主诉：反复上腹部闷胀作痛 6 年余，加剧 1 个月。病史：近 6 年余反复上腹部闷胀作痛，多因饮食不节或情绪不畅时诱发，曾经胃镜检查明确为"慢性浅表性胃炎"，近 1 个月来胃痛复发，胃胀伴有胃脘灼热嘈杂感，偶有反胃呕吐，性情急躁易怒，饮食稍减，大便小便尚正常。胃镜：慢性红斑渗出性胃炎。查：剑突下压痛（＋），舌淡红，苔薄白，脉弦。西医诊断：慢性胃炎。中医诊断：胃痛。中医辨证：肝胃不和。治法：疏肝和胃、理气绛逆止痛。

处方 柴胡 10 g，白芍 12 g，枳实 10 g，炙甘草 10 g，川楝子 12 g，延胡索 12 g，乌药 12 g，厚朴 10 g，丹参 15 g，砂仁 10 g，檀香（包）8 g，青黛（包）8 g，黄芩 10 g，山楂 30 g，荷叶蒂 10 g，佛手 12 g。7 剂，水煎服，每日 1 剂，分 2 次服。

二诊 2018 年 11 月 9 日。述上腹胀痛好转，无明显恶心呕吐，仍有胃脘嘈杂感。舌淡红，苔薄白，脉弦。予原方加郁金 10 g，蒲公英 10 g，继续服药 7 剂，水煎服，每日 1 剂，分 2 次服。

按 肝胃不和型胃痛以胃脘胀痛、饱胀闷痛不适为主症，多食后加剧，攻撑连胁，情志不遂可诱发或加重，嗳气，或有恶心呕吐、泛酸，苔薄白，脉弦。对此型胃炎，董老采用疏肝理气活血，和胃止痛解郁之法，多选用柴胡疏肝散合丹参饮加减。如有肝胃湿热，可以选用左金丸合龙胆泻肝汤加减。

胃痛之症多有郁结，常见如气郁、食郁、痰湿瘀滞等，因此治疗重在开郁，尤其重开气郁，故基础方多选用柴胡疏肝散理气解郁，气郁日久多致血瘀，故一般多配合丹参饮化瘀止痛。上述病例为典型肝胃不和之胃痛，方中柴胡、白芍、枳实、川楝子、延胡索、乌药、厚朴、佛手等药物理气疏肝绛逆止痛，丹参、砂仁、檀香即丹参饮活血理气止痛，气郁易于化热，予青黛，黄芩清解肝胃郁热，荷叶蒂止呕。

医案 48

吴某某，女，77 岁，2019 年 3 月 26 日。

初诊 主诉：胃部不适 10 余年，加剧 3 个月。病史：近 10 余年来偶尔因为进食过多或情绪不佳后感觉胃脘部位轻微不适，平时因为没有什么症状，因此从不介意，也没有去治疗或者检查。3 个月前感觉胃部不适的症状发作较频繁，觉得吃东西后容易胃胀不适，无明显呕吐泛酸等症，家人陪同去做胃镜发现为"慢性糜烂性并萎缩性胃炎",因为担心恶变,特来求中药治疗。食欲一般,小便夜里频数,大便偶稀,睡眠尚可。查:舌淡胖边齿痕,苔薄白,苔根黄腻脉滑弦。西医诊断:慢性糜烂性并萎缩性胃炎。中医诊断:胃痛。中医辨证:肝胃不调,脾肾虚衰,气血不荣。治法:疏肝和胃,健脾补肾,益气养血。

处方 柴胡 10 g,白芍 12 g,枳实 10 g,炙甘草 10 g,川楝子 10 g,陈皮 10 g,延胡索 10 g,青皮 10 g,香附 10 g,厚朴 10 g,丹参 15 g,党参 20 g,生黄芪 15 g,山药 15 g,菟丝子 15 g,枸杞子 15 g,当归 10 g,麦芽 30 g,谷芽 30 g。7 剂,水煎服,每日 1 剂,分 2 次服。

二诊 2019 年 4 月 2 日。患者诉服用后感觉胃部胀满不适感消失,食欲较前好转。嘱咐继续服用原方加减 2 个月。

三诊 2019 年 6 月 11 日。患者诉服药 2 个月后感觉很好,胃部无特殊不适,胃镜复查结果示"慢性非糜烂性胃炎",疗效显著。

按 慢性胃炎是一种常见病多发病,临床难以根治,其中部分患者症状不明显,辨证也比较困难。本病例为慢性萎缩性胃炎患者,伴有胃窦糜烂,除了胃脘胀满不适外,其他症状不明显,根据患者的年龄及病程,辨证考虑为肝胃不和、脾肾亏虚,导致气血津液不能濡养胃腑,导致慢性萎缩性胃炎。治疗采用疏肝和胃,健脾补肾,益气养血之法,柴胡、白芍、香附、青皮、陈皮、川楝子等药疏肝理气,参、芪、山药健脾益气,枸杞子、菟丝子补肾培元,麦芽、谷芽、鸡内金健脾消食,诸药配合达到气血生化、阴阳平衡、胃得濡养恢复健运。

治疗慢性萎缩性胃炎常常要疏肝健脾补肾,补气血调脾胃,在此基础上还要配合临床辨证而行加减,如气滞血瘀加莪术、延胡索、佛手;胃镜见糜烂出血加白及、仙鹤草;黏膜糜烂灰黄浊腻加佩兰、茵陈、藿香;有幽门螺杆菌感染加蒲公英；湿浊重偏寒者加苍术，偏热加连翘；上皮异常化生或增生，加乌梅、白花蛇舌草、穿山甲、蒲黄、五灵脂；舌苔少或无加乌梅、石斛、天花粉，大便不爽加枳实、厚朴；大便秘结加火麻仁、郁李仁等。

医案 49

张某，女，33 岁，2018 年 5 月 6 日。

初诊　主诉：胃隐痛 2 年。病史：胃隐痛 2 年，喜温喜按，嗳气，肠鸣，大便不成形，每日 2~3 次，胸口憋闷，畏寒，腰痛。舌暗，苔薄黄，脉弦细无力。西医诊断：慢性胃炎。中医诊断：胃痛。中医辨证：脾胃虚寒。治法：温中健脾，和胃止痛。

处方　黄芪 15 g，党参 12 g，炒白术 12 g，茯苓 15 g，升麻 3 g，白芍 15 g，砂仁 5 g，炙甘草 6 g，薏苡仁 30 g，枳壳 10 g，木香 3 g，高良姜 8 g，大枣 6 g。7 剂，水煎服，每日 1 剂，分 2 次服。

二诊　2018 年 5 月 14 日。药后胃痛有所改善，按之痛减。大便溏薄，每日 3 次。双足怕冷。舌暗红，苔黄，脉脉弦细无力。

处方　黄芪 18 g，党参 15 g，炒白术 12 g，茯苓 15 g，升麻 3 g，白芍 10 g，砂仁 5 g，炙甘草 6 g，薏苡仁 30 g，枳壳 10 g，木香 5 g，大枣 6 g。7 剂，水煎服，每日 1 剂，分 2 次服。

按　脾胃虚寒，致使胃失温养而作痛，喜温喜按；脾胃升降失常，脾气不升则大便不成形，胃失和降则呃逆嗳气。方用黄芪建中汤合四君子汤加减。党参、白术、茯苓补气健脾，黄芪增强益气建中之力，升麻助阳气提升，白芍、甘草缓急止痛，薏苡仁健脾止泻，大枣生姜补气和中降逆，高良姜、砂仁、枳壳、木香温中、行气、止痛，使补而不滞。

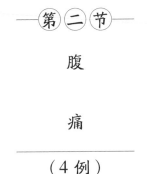

第二节

腹

痛

（4例）

医案50

唐某某，男，33岁，2018年12月3日。

初诊 主诉：反复发作左下腹疼痛1年。病史：近1年余反复发作左下腹疼痛，伴有大便时稀，黏滞不爽，便后腹痛稍有好转，常因劳累或饮食不慎时发作，平素腰酸畏冷、易倦，不思饮食，食后脘闷。肠镜：慢性乙状结肠炎。舌淡苔白腻，脉濡缓。西医诊断：慢性结肠炎。中医诊断：腹痛。中医辨证：脾肾阳虚，寒湿中阻。治法：补脾益肾，温阳除湿。

处方 补骨脂15g，益智15g，人参10g，山药20g，炙甘草5g，白术15g，泽泻15g，茯苓15g，白芍10g，延胡索12g，小茴香10g，苍术10g，干姜8g，肉桂（后下）3g，制附片（先煎1小时）10g。7剂，水煎服，每日1剂，分2次服。

二诊 2018年12月10日。述左下腹胀痛好转，大便成形，每日1~2次。舌淡红，苔薄白，脉弦。予原方继续服药7剂。

按 慢性结肠炎是一种慢性疾病，病程较长，反复发作，缠绵难愈，虚证居多，并且长期反复的泄泻、便血，势必耗伤机体的阳气和阴液，进而导致肾阴肾阳的虚损，造成恶性循环，这也是"久病及肾"的具体体现。可见，慢性结肠炎的发生与发展都与肾虚有着非常密切的关系。患者出现肾虚，主要表现是肾气虚和肾阳虚，由于患病时间长或年老体衰，或素体阳虚，出现命门火衰，不能温煦脾土，而导致腹泻。中医学认为：肾为脾关，开窍于二阴，大小便的正常，皆肾脏所主，所以慢性结肠炎不但要健脾，更要补肾。

慢性肠炎治疗以补肾活血为大法，兼顾疏肝健脾、理气渗湿，补虚泻实、调和阴阳，基本处方：补骨脂、益智、蒲黄、五灵脂、人参、山药、炙甘草、白术、泽泻、茯苓、白芍、延胡索、小茴香，其中补骨脂、益智补肾，人参、山药、炙甘草、白术健脾，蒲黄、五灵脂、延胡索活血化瘀止痛，泽泻、茯苓祛湿浊，白芍柔肝疏肝，小茴香暖胃助运止痛，此外根据阴阳的亏虚或湿热、寒湿的不同而酌情加减变化。

医案 51

李某某，女，54 岁，2019 年 5 月 15 日。

初诊 主诉：少腹痛半年。病史：患者 6 个月前无明显诱因开始下腹胀痛，无腹泻，无阴道流血。2019 年 3 月 30 日曾在平江县医院查彩超示绝经后子宫，宫腔积液；查 HPV 51、HPV 53 阳性。予以重组人干扰素及抗炎治疗，效果欠佳。湖南省人民医院妇产科以"盆腔炎，盆底肌筋膜炎，宫腔积液，高危 HPV 感染"收入住院，经抗感染治疗 5 日，症状无明显缓解。遂来湘雅三医院中医科就诊。刻下症见：少腹疼痛，五心烦热，倦怠思卧，少气懒言，舌暗红，苔黄腻，脉弦滑。西医诊断：盆腔炎，盆底肌筋膜炎。中医诊断：腹痛。中医辨证：湿热下注。治法：清热利湿，养血疏肝。

处方 白芍 30 g，败酱草 10 g，苍术 10 g，陈皮 10 g，当归 10 g，茯苓 15 g，蔓荆子 10 g，没药 10 g，木蝴蝶 6 g，蒲公英 10 g，乳香 10 g，乌药 10 g，香附 10 g，延胡索 10 g，金银花 10 g，忍冬藤 15 g，泽泻 15 g。5 剂，

水煎服，每日 1 剂，分 2 次服。

二诊 2019 年 5 月 19 日。服上方后，诉腹痛基本消失，无腹泻、阴道流血，大便黄软，舌红，苔黄，脉弦。原方效，守方继续服用 5 剂巩固。

按 本方以当归芍药散为主方，加上金银花、败酱草、蒲公英等清热解毒之品，及乳香、没药、香附、延胡索等顺气止痛，苍术、泽泻、茯苓渗湿。董克礼教授常用本方治疗妇女腹中绞痛、刺痛等各种腹痛。《本草纲目》云"白芍益脾，能于土中泻木"，况且方中还配有苍术、茯苓，故本方治腹痛，重在强健中焦，脾气足而扶正祛邪。泽泻利水除湿，助脾运化，调和肝脾。当归养肝血而调经，对妇女腹痛实为治本之剂。

医案 52

李某某，男，33 岁，2018 年 10 月 15 日。

初诊 主诉：腹痛、腹泻 2 日。病史：患者 2 日前受凉后出现腹部脐周阵发性绞痛，腹泻，每日 3~5 次，恶寒，伴头痛、鼻塞、流清涕，无明显呕吐、发热等不适，食欲减退，小便正常。腹部彩超：未见明显异常。舌质淡，苔白腻，脉滑。西医诊断：急性胃肠炎。中医诊断：腹痛。中医辨证：外感风寒，内伤湿滞。治法：解表散寒，化湿和中。

处方 大腹皮 10 g，藿香 10 g，紫苏叶 10 g，厚朴 10 g，茯苓 10 g，白芷 10 g，法半夏 10 g，桔梗 10 g，炒白术 12 g，甘草 6 g。7 剂，水煎服，每日 1 剂，分 2 次服。

二诊 2018 年 10 月 20 日。病情好转，症状消失。

按 此乃外感风寒、内伤湿滞之症，有风寒表证之头痛、鼻塞、恶寒等症，又兼内湿之腹痛、腹泻，方用藿香正气散加减。

医案 53

邓某，男，39 岁，2018 年 10 月 19 日。

初诊 主诉：上腹部不适 3 个月。病史：患者 3 个月前因情志不舒引起上腹部不适，主要表现为胀满感，食后尤甚，伴纳差、恶心欲吐，厌油腻。腹部 B 超：慢性胆囊炎。服用消炎利胆片、吗丁啉等药物，症状未见明显缓解。现症：上腹部胀满，厌油腻，纳差，恶心口苦，心烦，大小便正常。腹部 B 超：慢性胆囊炎。查：面色萎黄，心肺未见异常。上腹部有压痛，腹部未触及包块。舌淡红，苔黄厚腻，脉弦。西医诊断：慢性胆囊炎。中医诊断：腹痛。中医辨证：胆胃不和。治法：清肝利胆，理气和胃。

处方 金钱草 15 g，茵陈 15 g，柴胡 10 g，黄芩 10 g，法半夏 10 g，广木香 5 g，黄连 5 g，陈皮 10 g，竹茹 10 g，郁金 10 g，焦三仙各 15 g，连翘 10 g，炙甘草 5 g。7 剂，水煎服，每日 1 剂，分 2 次服。

二诊 2018 年 10 月 26 日。患者症状缓解，上方去黄连，续服用 7 剂，水煎服，每日 1 剂，分 2 次服。

按 慢性胆囊炎为临床常见疾病，多因饮食不调、情志不舒等诱因而加重。饮食水谷的受纳与消化固然是脾胃功能的直接体现，然脾的升清与胃的降浊须依赖于肝胆的疏泄条达。肝、胆、脾、胃在生理上相互资助，在病理过程中又相互影响。本案患者起病诱因为情志不舒，情志所致疾病，最易伤肝，肝胆郁而化热，横乘中土，肝胆之热与脾胃之湿胶着，形成湿热郁阻，脾胃升降失常，痞塞中焦，不通则痛。故以小柴胡汤清疏肝胆、健脾和胃的基础上，加入茵陈、金钱草、黄连、竹茹、连翘以增强清利肝胆之功；加入陈皮、法半夏、焦三仙、木香燥湿健脾、理气和胃。诸药合用，使湿热得清，土木调和，消化功能恢复正常。

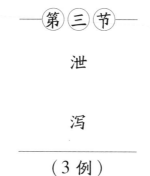

第三节

泄

泻

（3例）

医案 54

许某，女，47岁，2018年10月24日。

初诊 主诉：腹泻2个月。病史：患者2个月前因胃癌进行胃大部切除术后出现腹泻，每日3~4次，夹杂不消化食物，无水样便、大便带血等，畏食生冷，有时伴有烧心、口干苦等症，在湘雅三医院行肠镜示：慢性结肠炎。予"双歧杆菌""奥美拉唑"口服，效果欠佳，经人介绍遂来诊。现症见：形体瘦削，面色萎黄，腹泻，食欲不振，胃脘痞闷不舒，心烦失眠，小便正常。肠镜示：慢性结肠炎。查：形体瘦削，面色萎黄。心肺未见异常。腹软，脐周压痛，无反跳痛。舌质暗红，舌苔黄而微腻，脉细弦。西医诊断：慢性结肠炎。中医诊断：泄泻。中医辨证：肝郁脾虚。治法：疏肝健脾。

处方 柴胡10 g，黄芩10 g，茯苓15 g，炒白术15 g，白芍15 g，黄连3 g，葛根15 g，升麻6 g，黄芪30 g，党参20 g，当归15 g，炙甘草6 g。7剂，水煎服，每日1剂，分2次服。

二诊 2018年10月31日。患者腹泻止，食欲改善不明显。舌质暗淡，苔白，脉细弦。上方去黄连、升麻，加入焦三仙各15 g。7剂，水煎服，每日1剂，分2次服。

按　患者因胃癌行胃大部分切除，且情志不舒，肝郁脾虚，脾虚不能升清，水反为湿，谷反为滞，合污而下，则为泄泻，食欲不振，胃脘痞闷不舒，口干苦，心烦失眠。方中柴胡为肝经之主药，能宣畅气机，配伍黄芩既清肝木之郁热，又顺其条达之性，恢复肝脏正常生理功能。白芍、当归养血肝血，白芍更是柔肝之要品。党参、白术、茯苓、炙甘草健脾祛湿，以助运化。伍黄芪、升麻升阳止泻。葛根、黄芩、黄连清热燥湿止泻。诸药合用，木达土和而泄泻止。

医案55

王某，男，47岁，2018年3月2日。

初诊　主诉：患者腹痛、腹泻反复发作5余年，再发一个月。病史：患者腹痛、腹泻反复发作5余年，饮食稍有不慎即发病，进食生冷后尤易发病。本次发作已一个月余，每日大便3~5次不等，质稀溏，每次大便前即腹胀痛，泻后痛减，伴有胃脘部痞胀不适，肠鸣。舌质红，舌苔黄微腻，脉细弦。西医诊断：慢性结肠炎。中医诊断：泄泻。中医辨证：中焦寒热互结，肝脾不和。治法：调和中焦寒热，健脾疏肝。

处方　党参12 g，黄连6 g，黄芩12 g，半夏10 g，干姜6 g，白术10 g，葛根15 g，白芍15 g，防风10 g，陈皮10 g，厚朴12 g。7剂，水煎服，每日1剂，分2次服。

二诊　2018年3月9日。服上方后腹痛、腹泻减轻，大便每日1~2次，仍腹胀，肠鸣，便溏不爽，畏寒肢凉，食欲不振，口中黏腻，舌红，舌苔黄腻，脉细。

处方 黄连 10 g，干姜 10 g，黄芩 12 g，薏苡仁 30 g，厚朴 15 g，藿香 10 g，半夏 10 g，茯苓 18 g，山药 20 g，葛根 15 g，党参 12 g，炙甘草 6 g。7 剂，水煎服，每日 1 剂，分 2 次服。

三诊 2018 年 3 月 16 日。腹痛、腹泻等症已愈，食欲转佳，精神健旺，舌苔淡黄，脉细。续以上方 5 剂以资巩固。

按 本例患者腹痛、腹泻反复发作数年，中气受损，脾胃功能失调，寒热互结其中，清浊升降失常。痛则腹泻，泻后痛减，中医辨证属肝脾不和，运化失司，治宜调和中焦寒热，疏肝健脾，方用半夏泻心汤合痛泻要方加减。方中半夏、干姜辛温驱寒和胃；黄连、黄芩泄热燥湿；厚朴宽肠行气；党参、白术、炙甘草补中益气、健脾养胃；白芍敛阴泻肝；陈皮燥湿醒脾，蒲公英清热解毒。7 剂服下即腹痛腹泻减轻，但食欲不振，口中黏腻，苔黄腻，呈脾虚湿盛化热之象，故二诊去痛泻要方，加重黄连、干姜调和寒热之力，加用薏苡仁、山药、茯苓健脾化湿，三诊症状皆除，说明切中病机。

医案 56

刘某，男，52 岁，2018 年 11 月 4 日。

初诊 主诉：反复腹痛腹泻 5 年。病史：反复腹痛腹泻 5 年，腹痛即腹泻，泻后痛止，每日 3~4 次。喜热怕冷，腰部酸胀，双下肢乏力。1 年来，睡眠差，口干口苦，口中黏痰多，食后腹胀。舌红，苔黄腻，脉弦细。西医诊断：慢性结肠炎。中医诊断：泄泻。中医辨证：肝郁脾虚，湿浊中阻。治法：补脾抑肝，利湿化浊。

处方 炒白术 15 g，白芍 18 g，防风 6 g，陈皮 10 g，茯苓 20 g，薏苡仁 30 g，首乌藤 30 g，酸枣仁 20 g，益母草 15 g，牛膝 15 g。10 剂，水煎

服，每日 1 剂，分 2 次服。

二诊 2018 年 11 月 13 日。药后睡眠明显改善，腹痛减轻，大便不成形，每日 2 次。口干，口中多黏痰，腰部酸胀，双下肢乏力。舌暗，苔薄黄，脉弦细。

处方 炒白术 12 g，白芍 12 g，陈皮 10 g，茯苓 20 g，薏苡仁 30 g，枳壳 10 g，首乌藤 30 g，酸枣仁 20 g，益母草 30 g，牛膝 15 g，桑寄生 15 g，赤芍 12 g。12 剂，水煎服，每日 1 剂，分 2 次服。

按 本例患者腹痛腹泻是由土虚木乘，脾受肝制，升降失常而致。治以补脾抑肝，兼以利湿化浊，以痛泻要方为主，随症加味。方用炒白术燥湿健脾，白芍养血柔肝，陈皮理气醒脾，防风散肝舒脾，四药合用，补脾土而泻肝木，调气机以止痛泻。合茯苓、薏苡仁利湿健脾，以实大便，配以首乌藤、酸枣仁养心安神，改善睡眠。再合牛膝、益母草补肝肾、强筋骨、活血利尿。二诊症减，易防风为枳壳，再添桑寄生、赤芍增强补肝肾、活血之力。

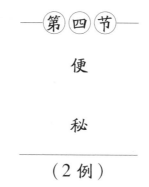

便

秘

（2例）

医案 57

刘某某，女，55 岁，2018 年 12 月 29 日。

初诊 主诉：便秘半年。病史：最近半年因为给女儿带孩子，比较劳累，起居无常，渐渐出现便秘，肛门坠胀感，常常蹲在厕所努力大便长久而不可得，曾自己服用果导片、番泻叶等药，初时有效，但停药就不行，不敢长期吃泻药，特来就诊。面色不华，饮食无味。查：舌淡，苔薄白，脉细弦。西医诊断：便秘。中医诊断：便秘。中医辨证：脾虚气陷，脾胃升降失调。治法：补中益气，升清降浊通便。

处方 黄芪 20 g，党参 15 g，白术 30 g，当归 15 g，瓜蒌 20 g，升麻 6 g，柴胡 6 g，郁李仁 15 g，麻仁 15 g，大黄 10 g，枳壳 10 g。7 剂，水煎服，每日 1 剂，分 2 次服。

二诊 2019 年 1 月 6 日。患者诉服用上方 7 剂后肛门坠胀感减轻，精神好转，食欲转佳，大便时不需要特别用力而能解下来，非常开心。原方去大黄，加肉苁蓉 15 g，杜仲 15 g，嘱咐继续服用 7 剂巩固。

按 本例患者年老因饮食劳倦而伤中气，再自服苦寒之泻药而使中气更衰，清阳下陷，浊阴不降，而大便秘结不下。以补中益气汤补中气，升清阳，更加瓜蒌、大黄通降浊阴，郁李仁、麻仁润肠通便，而效如桴鼓。取效后去大黄而加润肠补肾之品，是因为老年人元精耗伤，应该注意补肾固本，以图巩固长期疗效。

脾胃是全身气机升降的枢纽，脾虚失运则气的升降运动失调，清气无法输布，浊阴无法排除，常常成为老年人便秘的主因，此乃元气亏耗，气虚下陷的虚秘，欲降浊阴，必升清阳，临床常用补中益气汤加麻仁、郁李仁等治疗，还可以配合杏仁降肺润肠，当归养血润肠，肉苁蓉补肾润肠等方法，加强通便作用。

医案 58

王某，男，59 岁，2018 年 6 月 12 日。

初诊　主诉：便秘、纳差、消瘦 3 年。病史：患者长期大便干结如羊屎粒状，伴食少纳呆，不思饮食，稍感恶心，口干，精神尚佳，语声有力，舌质红，苔微黄腻，脉弦滑。西医诊断：慢性胃炎。中医诊断：便秘。中医辨证：湿热中阻，脾虚肠燥。治法：清中化湿，健脾润肠。

处方　黄连 3 g，瓜蒌 20 g，枳实 15 g，法半夏 10 g，白术 20 g，太子参 10 g，橘皮 6 g，竹茹 6 g，白芍 10 g，炙甘草 6 g，厚朴花 6 g，炒谷芽 10 g，炒麦芽 10 g。7 剂，水煎服，每日 1 剂，分 2 次服。

二诊　2018 年 6 月 19 日。服药后食纳好转，恶心感改善，大便基本通畅，但质仍偏干，口苦，舌红，苔黄，脉弦滑。

处方　黄连 3 g，瓜蒌 25 g，枳实 15 g，法半夏 10 g，白术 20 g，太子参 10 g，橘皮 6 g，竹茹 6 g，白芍 15 g，当归 10 g，炙甘草 6 g，厚朴花 6 g，炒谷芽 10 g，炒麦芽 10 g。7 剂，水煎服，每日 1 剂，分 2 次服。

按 本例患者虽然纳少、形瘦，但精神尚振，语声有力，不似虚劳之人声低、神倦，加之口苦，苔微黄腻，脉弦滑，故从湿热中阻，脾虚肠燥论治，因其证宜重在清化，兼以健脾，投小陷胸加枳实汤加味，果然获效。方中用大剂白术和太子参与小陷胸加枳实汤的配伍，健化脾运，清热利湿，使湿热积滞得下，则脾胃之气复苏。

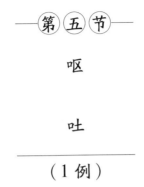

—第五节—

呕

吐

———————

（1例）

医案59

姜某，女，28岁，2018年3月2日。

初诊 主诉：呕吐、纳差、消瘦1个月。病史：患者诉1个月前无明显诱因开始出现恶心、呕吐，食欲差，饥不欲食，食入即吐，呕吐胃内容物，无腥臭味，无畏寒发热，无腹痛腹泻。前往当地医院就诊，行胃镜检查示：①糜烂性食管炎；②贲门失弛缓症；③慢性浅表性胃炎。给予西药治疗，具体药物不详，但疗效欠佳。近1个月来患者体重下降近5 kg。现症见患者时感恶心犯呕，午后尤甚，吞咽困难，纳少而饥，身体消瘦，舌淡苔薄白，脉弦。西医诊断：糜烂性食管炎，贲门失弛缓症，慢性浅表性胃炎。中医诊断：呕吐。中医辨证：胃气上逆，气阴两虚，痰瘀互结。治法：益气养阴，和胃降逆，化痰祛瘀。

处方 北沙参18 g，丹参15 g，郁金12 g，半夏10 g，麦冬18 g，贝母6 g，赭石（包煎）20 g，桃仁10 g，党参15 g，甘草6 g，枳壳10 g，陈皮10 g。7剂，水煎服，每日1剂，分2次服。

二诊 2018年3月9日。患者服药后症状均有所好转，现呕吐减轻，易饥饿，胸骨后有梗阻感，吞咽不利，舌苔薄白，脉弦。处方：党参15 g，赭石（包煎）30 g，半夏 10 g，川贝母 6 g，郁金 10 g，甘草 6 g，黄连 6 g，紫苏叶 10 g，厚朴 12 g，茯苓 15 g，陈皮 10 g。14 剂，水煎服，每日 1 剂，分 2 次服。

三诊 2018 年 3 月 23 日。恶心呕吐症状明显好转，仍有梗阻感，但较前减轻，舌胖苔薄白，脉弦。

处方 北沙参 20 g，半夏 10 g，麦冬 15 g，瓦楞子 20 g，郁金 12 g，丹参 15 g，砂仁 10 g，党参 15 g，茯苓 15 g，赭石（包煎）20 g，厚朴 15 g，鸡内金 6 g，紫苏叶 10 g，甘草 6 g。14 剂，水煎服，每日 1 剂，分 2 次服。

四诊 2018 年 4 月 6 日。诸症明显好转，已无梗阻感，偶有恶心，舌淡紫，苔白，脉细弦。

处方 党参 12 g，赭石 30 g，瓦楞子 25 g，贝母 6 g，郁金 10 g，麦冬 15 g，桃仁 10 g，枳实 10 g，红花 6 g，旋覆花 10 g，半夏 10 g，茯苓 12 g，甘草 6 g，紫苏叶 10 g，厚朴 12 g。14 剂，水煎服，每日 1 剂，分 2 次服。服完上方 14 剂后，主症基本消失，嘱平时注意饮食保养，随访 1 年未见复发。

按 糜烂性食管炎、贲门失弛缓症可出现食管梗塞不畅，属比较难治的病证，属中医学"噎膈"的范畴，临床常使用具有理气开郁、润燥化痰的启膈散为主方加减治疗。本案患者气阴两虚、痰瘀互结，故加麦冬增强滋阴润胃之力，党参益气健脾，桃仁、枳壳活血行气，赭石降逆止呕，后期加入厚朴下气消痰，桃仁、红花活血化瘀，配伍精当，收获满意疗效。

第五章——肝系病类

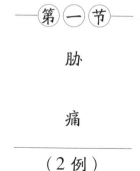

第一节

胁

痛

（2例）

医案 60

曾某某，女，23 岁，2018 年 2 月 4 日。

初诊 主诉：疲倦、食欲减退、右胁隐痛 2 年。病史：患者自 2 年前开始渐渐出现疲倦、食欲减退、右胁隐痛等不适，在当地某医院化验肝功能异常，谷丙转氨酶升高，乙肝"大三阳"，曾服西药治疗，病情时好时坏，今年初复查发现转为乙肝"小三阳"，肝功能谷丙转氨酶仍高于正常 3 倍，故求中医治疗调理。现觉头晕、疲乏、食欲欠佳，右胁隐痛，睡眠不佳，口干口苦，尿黄，月经量少、色黑。乙肝全套：乙型肝炎表面抗原（HBsAg）、乙型肝炎 e 抗体（HBeAb）、乙型肝炎核心抗体（HBcAb）三项阳性；肝功能：谷丙转氨酶 134 U/L，谷草转氨酶 97 U/L，总胆红素 25.8 μmol/L。查：巩膜轻度黄染，皮肤无黄染，肝区轻叩痛，舌尖红，舌下有迂曲脉络，苔中后部黄腻，脉弦细。西医诊断：慢性乙型肝炎。中医诊断：胁痛。中医辨证：湿热疫毒、肝郁脾虚、阴虚兼瘀。治法：清热祛湿解毒，疏肝健脾，养阴活血。

处方 柴胡 10 g，白芍 12 g，枳实 10 g，炙甘草 15 g，蚕沙 12 g，茵陈 30 g，山楂 30 g，鸡骨草 30 g，田基黄 30 g，鸡内金 6 g，五味子 6 g，女贞子 12 g，垂盆草 30 g，鸡骨草 15 g，党参 15 g，白术 10 g，麦冬 15 g，沙参

15 g，丹参 15 g，牡丹皮 10 g，枸杞子 20 g。14 剂，水煎服，每日 1 剂，分 2 次服。

二诊　2018 年 2 月 18 日。右胁隐痛及食欲好转，精神一般。复查肝功能：谷丙转氨酶 101 U/L，谷草转氨酶 90 U/L，总胆红素 18.4 μmol/L。舌尖红，舌下有迂曲脉络，苔中后部黄腻，脉弦细。效不更方，予原方继续服药 14 剂。

按　乙肝病毒具有疫毒之特性，肝炎病毒活动期治疗以祛邪为主，治疗重视清热解毒和祛湿解毒，此为治疗的关键，但解毒注意勿伤脾胃，邪退之后应当顾护正气，对于病程较长者应该分析脏腑、阴阳、气血受损伤的程度积极予以对症调治。董克礼教授创立"益尔肝"冲剂作为院内制剂治疗乙型肝炎，以扶正益阴、清热利湿为治疗组方原则，对降低 HBV-DNA 的含量以及改善乙肝患者的临床症状均有一定疗效。"益尔肝"冲剂主要组方为：柴胡 10 g，白芍 12 g，枳实 10 g，蚕沙 12 g，茵陈 30 g，山楂 30 g，鸡骨草 30 g，田基黄 30 g，鸡内金 6 g，五味子 6 g，女贞子 12 g，垂盆草 30 g。方中柴胡既能清解肝胆邪热，又能疏肝解郁，本草言之"主心腹寒热邪聚，推陈致新"，为方中君药，白芍、枳实助柴胡疏肝理气，白芍兼有柔肝滋阴之效，两者共为臣药，蚕沙、茵陈、鸡骨草、田基黄、垂盆草祛湿清热解毒，五味子、女贞子益肝养阴为佐助药，山楂化瘀消食健胃为使药，诸药合力，起到疏肝解郁、清热利湿兼扶正益阴之功。

医案 61

谢某，男，51 岁，2018 年 10 月 24 日。

初诊　主诉：右上腹胀痛不适 3 个月。病史：患者 3 个月前无明显诱因出现右上腹胀痛不适，无明显加重或缓解因素，食欲不振，口干苦，乏力，大便干结，小便黄赤。在湘雅三医院消化内科就诊，行腹部 CT 增强扫描示

"肝右叶后下段占位性病变，考虑原发性肝癌"。为求中药治疗来诊。既往有"慢性乙型病毒性肝炎"病史20余年。肝功能示：ALT 67.1 U/L，AST 39.6 U/L，TBIL 12.8 μmol/L，DBIL 4.4 μmol/L。腹部 CT 增强扫描：肝右叶后下段占位性病变，考虑原发性肝癌。查：精神欠佳，面色晦暗。心肺未见异常。肝脏胁下 3 cm 可及，右上腹压痛，无反跳痛。舌质暗，苔黄腻，脉弦涩。西医诊断：原发性肝癌。中医诊断：胁痛。中医辨证：肝胆湿热，气滞血瘀。治法：清热利湿、化瘀散结。

处方 茵陈 20 g，栀子 10 g，熟大黄 9 g，豆蔻 10 g，藿香 10 g，滑石粉（包煎）10 g，木通 8 g，黄芩 10 g，贝母 10 g，丹参 25 g，赤芍 15 g，川芎 10 g，当归 10 g，桃仁 5 g，红花 5 g，莪术 10 g，甘草 6 g。7 剂，水煎服，每日 1 剂，分 2 次服。

二诊 2018 年 10 月 31 日。患者腹胀缓解，仍觉纳差乏力，上方加黄芪 15 g，莱菔子 15 g。7 剂，水煎服，每日 1 剂，分 2 次服。

按 该患者以右胁肋胀痛不适为主要症状。此病变特征符合中医胁痛范畴。胁痛的基本病机为肝络失和，其病理变化可归结为"不通则痛"与"不荣则痛"两类。其病理性质有虚实之分，其病理因素，不外乎气滞、血瘀、湿热三者。因肝郁气滞、瘀血停着、湿热蕴结所导致的胁痛多属实证，是为"不通则痛"。而因阴血不足、肝络失养所致的胁痛为虚症，属"不荣则痛"。本证的肝癌证属肝胆湿热、气血瘀滞，治当清热利湿、化瘀散结，方选茵陈蒿汤和甘露消毒丹加减。

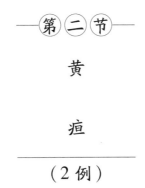

第二节

黄疸

（2 例）

医案 62

周某某，男，55 岁，2019 年 1 月 5 日。

初诊 主诉：右上腹疼痛反复发作 2 年余，再发加剧伴巩膜发黄 4 日。病史：近 2 余年来反复发作右上腹疼痛，以胀痛或绞痛为主，时发时止，发作时打消炎针、止痛针可以缓解，近 4 日因为饮食不注意，导致现在右上腹剧痛，放射到右肩膀，伴恶心呕吐，胸闷不舒，嗳气，烦躁，巩膜黄染，小便黄，大便燥结。B 超示：胆囊炎、胆囊多发结石。查：右上腹压痛明显，巩膜轻度黄染，舌红，苔薄黄，脉弦滑。西医诊断：慢性胆囊炎急性发作；胆结石。中医诊断：腹痛、黄疸。中医辨证：肝郁气滞，湿热内蕴。治法：疏肝理气，化瘀祛湿，通腑泄热。

处方 金钱草 30 g，茵陈 30 g，威灵仙 30 g，郁金 10 g，栀子 10 g，大黄 10 g，枳实 10 g，柴胡 10 g，青皮 10 g，鸡内金 10 g，芒硝 10 g。7 剂，水煎服，每日 1 剂，分 2 次服。

二诊 2019 年 1 月 12 日。诉服药之后第 2 日排出大量污浊大便，7 日后右上腹疼痛明显减轻，黄疸，恶心呕吐，胸闷不舒，嗳气，烦躁等症状缓解，目前右上腹仍有胀痛不适，小便稍黄，大便正常，口微苦，微干，纳欠佳。舌红，苔薄黄，脉弦滑。予处方如下：金钱草30 g，茵陈30 g，威灵仙30 g，郁金30 g，栀子10 g，枳实10 g，柴胡10 g，青皮10 g，鸡内金10 g，麦芽30 g，白芍10 g，黄芩10 g，生地黄30 g，当归10 g，延胡索10 g，川楝子10 g。7剂，水煎服，每日1剂，分2次服。

三诊 2019年1月19日。诉腹痛基本缓解，稍有腹胀，二便正常。舌稍红，苔薄黄，脉弦细。予二诊原方加减：金钱草30 g，茵陈30 g，威灵仙30 g，郁金30 g，枳实10 g，柴胡10 g，鸡内金10 g，麦芽30 g，青皮10 g，白芍10 g，黄芩10 g，延胡索10 g，川楝子10 g。半个月后随访症状完全缓解。

按 胆囊炎胆结石大多是因为肝失疏泄，导致气机郁结，或外感湿热之邪，浸淫肝胆，使肝胆失于疏泄调达而发病。常用药物有：柴胡，可疏胆利胆，亦可引药入胆，不论新病久病，皆为必选；枳实，破气除痞，化痰消积，其药力强大，利胆作用十分显著，可谓立竿见影；栀子，胆囊炎久病胆郁化火，栀子可以宣解火热，是治疗胆囊炎属郁热的必用药；麦芽，胆气郁滞，则饮食不化，麦芽疏肝利胆，消食化滞，另外水谷得麦芽而易消化，也减轻了胆囊的负担，所以治疗此病，通常都会加一些消食之品，消食也可以间接的行气滞；郁金，能活血化瘀，行气解郁，利胆退黄；威灵仙，性善走，通十二经络，能"宣通五脏，去腹内冷滞，心膈痰水，久积症癖"，现代药理证明能利胆解痉，排石溶石。胆为中清之腑，胆府为病，以通为用，在治疗胆病时，贵在和解通绛。大小柴胡汤均为和解通绛之剂，为临床常用方。柴胡为少阳经症的要药，能疏肝利胆，清解郁热，茵陈苦平疏利，入肝胆脾胃四经，能清除脾湿热兼利胆退黄，并能解肝郁。大黄能解在里之瘀热，荡涤肠胃，在急性期正气不衰时可以配伍芒硝并用，能调整少阳升发之机，清解郁热瘀滞。但注意，疏肝行气活血久服易伤正气，应该酌加扶正之品，同时扶正也有利于慢性病的痊愈，寒凉药的运用要根据患者的脾胃而定剂量，如果脾胃功能较差或需要久服，要加陈皮，白术等。

医案 63

丰某某，男，30 岁，2020 年 7 月 22 日。

初诊　主诉：皮肤巩膜发黄 1 个月余。病史：1 个月前患者自觉皮肤及巩膜发黄，小便颜色深黄，伴口苦，食欲下降，在当地医院查肝胆彩超未见异常。查肝功能：总胆红素 52.9 μmol/L，直接胆红素 23.5 μmol/L；肠镜：距肛门 20 cm 处可见一直径约 0.2 cm 广基息肉。患者 2018 年 6 月曾因"结肠中分化腺癌"在长沙一医院行乙状结肠癌根治术并术后行化疗 6 次，病情稳定。刻诊：皮肤以及巩膜黄染，纳差，口干苦，小便黄，舌红苔黄腻，脉滑数。西医诊断：①黄疸查因；②结肠癌术后、化疗后。中医诊断：①黄疸；②肠积。中医辨证：湿热蕴结，疏泄失司。治法：清热利湿，疏肝理气。

处方　田基黄 30 g，垂盆草 30 g，鸡骨草 30 g，赶黄草 30 g，柴胡 12 g，郁金 12 g，预知子 12 g，广木香 12 g，茯苓 30 g，神曲 30 g，甘草 6 g。7 副，水煎服，每日 1 副，分 2 次服。服药后黄疸渐退，食欲恢复正常，复查肝功能胆红素恢复正常。

按　皮肤以及巩膜黄染，口干苦，小便黄，舌红苔黄腻，脉滑数，证属阳黄，多为湿热熏蒸所致，故治疗原则不外乎清热化湿，利胆退黄。田基黄，垂盆草，鸡骨草，赶黄草为董克礼教授熟用的退黄四药，退黄效果肯定。

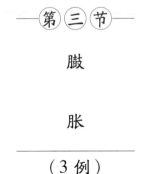

第三节

臌胀

（3例）

医案64

蔡某某，男，72岁，2018年10月15日。

初诊 主诉：腹胀、双下肢浮肿5年。病史：患者5年前无明显诱因出现腹胀、双下肢浮肿，进食后腹胀加重，感畏冷、腰酸、四肢乏力，无胸闷、心慌等不适，在湘雅三医院诊断为"肝硬化"。食欲不振，睡眠一般，小便清长，夜尿多，大便2~3日一行。既往"慢性乙型病毒性肝炎"50余年。查：腹部稍膨隆，无压痛及反跳痛，移动性浊音阳性。面色萎黄，舌质淡且暗，边有齿痕，苔白润，脉沉缓。西医诊断：乙型病毒性肝炎后肝硬化。中医诊断：臌胀。中医辨证：脾肾阳虚，水饮内停。治法：温肾健脾，化瘀利水。

处方 制附片（先煎）10 g，茯苓20 g，白术12 g，干姜5 g，白芍10 g，五味子6 g，白茅根25 g，莪术10 g，龟甲12 g，鳖甲12 g，炙甘草5 g。7剂，水煎服，每日1剂，分2次服。

二诊 2018年10月22日。症状好转，原方续服用7剂，水煎服，每日1剂，分2次服。

按　臌胀系指肝病日久，肝脾肾功能失调，气滞、血瘀、水停于腹中所导致的以腹胀大如鼓，皮色苍黄，脉络暴露为主要临床表现的一种病证。历代医家认识到本病病变脏腑重点在脾，确立了臌胀的病机为气血水互结的本虚标实的病理观。总之，臌胀的病变部位在肝、脾、肾，基本病机是肝脾肾三脏功能失调，气滞、血瘀、水停于腹中，病机特点为本虚标实。该患者为脾肾阳虚之证，故以制附片、茯苓、白术、干姜、白芍温肾健脾，白茅根利水而不伤阴，莪术、龟甲、鳖甲活血化瘀、软坚散结。

医案 65

贺某某，男，47 岁，2018 年 11 月 20 日。

初诊　主诉：腹部膨隆 2 个月余

病史：2 个月前开始逐渐出现腹胀伴有腹部膨隆，到湘雅三医院查腹部 B 超示：肝硬化，腹水，脾大。小便不利，食欲一般，精神欠佳，睡眠可。既往有慢性乙型病毒性肝炎病史 20 余年。查：腹围 102 cm，腹部青筋毕露，脾大，肝未扪及。腹部叩诊移动性浊音（+），双下肢轻度浮肿。舌暗红，苔白腻，脉沉细弦。西医诊断：肝硬化腹水。中医诊断：臌胀。中医辨证：肝脾肾失调，水瘀内阻。治法：健脾疏肝滋肾，化瘀行水理气。

处方　党参 20 g，白术 40 g，茯苓 30 g，泽泻 15 g，车前子 15 g，山茱萸 12 g，白芍 12 g，土鳖虫 10 g，鳖甲 15 g，香附 10 g，商陆 10 g，山楂 10 g，花蕊石 10 g，三七 6 g。15 剂，水煎服，每日 1 剂，分 2 次服。

二诊　2018 年 12 月 4 日。患者诉腹胀好转，腹围较前有所缩小，小便明显增加，食欲也有改善。嘱咐继续服用原方治疗巩固。

按　肝硬化晚期，可以引起不同程度的腹水，病机是肝脾肾三脏功能失调，肝病则疏泄无权，脾病则运化失常，水湿停滞，肾病则开合不利，三焦决渎失职，水液内聚成臌胀。因此，本病水湿停聚为标，肝脾肾三脏亏虚为本，兼有气滞血瘀。"腰以下肿当利小便"，一般治疗肝硬化腹水，多采用利尿渗湿之法。如果单纯利尿去腹水效果不佳，应该同时加用宣通肺气之药，往往有效。盖肺为水之上源，肺主行水，其宣发肃降有利水液的运行恢复正常。治疗肝硬化腹水，要注重活血化瘀消积化瘀多用土鳖虫、三七、丹参等，软坚消积选用鳖甲、牡蛎、海藻、石见穿、山楂等。白术有利水、散血之长，无刚燥劫阴之弊，治疗水臌可以大剂量用之，配伍党参健脾益气，效果更佳。肝硬化腹水患者虚证为多，虚实夹杂，在补气养血、健脾滋肾的同时，而利水化痰、行气活血祛瘀，其中化瘀是利水的关键，行气又是化瘀的关键。此外肝硬化易于伤阴，要注意利水不伤阴，方中要酌情加入滋阴之品如白芍、山茱萸、五味子、石斛、麦冬之类。如果有脾肾阳虚则兼顾温补阳气。

医案 66

陈某某，女，66 岁，2019 年 1 月 28 日。

初诊 主诉：腹胀尿少 2 个月余，加重 1 周。病史：近 2 个月来觉肚脐周围重胀不适，伴有小便减少，在当地医院检查腹部 B 超示：肝硬化，脾大，腹水。这 1 周来感觉腹胀加剧，小便也明显减少，伴有食欲欠佳，乏力，特来就诊。有慢性乙型病毒性肝炎史 8 年。查：面色灰暗，腹部膨隆，移动性浊音（+），足胫浮肿。舌稍暗红，胖大，边齿痕，苔剥脱，苔根黄腻脉滑弦。西医诊断：肝硬化腹水。中医诊断：臌胀。中医辨证：气虚血瘀水停。治法：健脾疏肝，活血行水。

处方 党参 30 g，白术 30 g，苍术 30 g，川牛膝 30 g，牛膝 30 g，汉防己 60 g，黄芪 50 g，泽泻 20 g，茯苓 30 g，泽兰 15 g。7 剂，水煎服，每日 1 剂，分 2 次服。嘱咐低盐饮食。

二诊 2019 年 2 月 4 日。述服药后腹胀明显减轻，小便增多，食欲有改善。查：腹膨隆较前转平软，舌稍红，胖大，边齿痕，苔剥脱，苔根黄腻，脉细弦滑。予健脾疏肝，活血行水，并滋养肝肾法。

处方 党参 30 g，白术 15 g，苍术 15 g，川牛膝 15 g，牛膝 15 g，汉防己 30 g，黄芪 30 g，泽泻 10 g，茯苓 15 g，丹参 15 g，鸡血藤 30 g，黄精 20 g，当归 15 g，青皮 10 g，陈皮 10 g，柴胡 10 g，郁金 10 g，生地黄 30 g。7 剂，水煎服，每日 1 剂，分 2 次服。

三诊 2019 年 2 月 11 日。述服药后尿量明显增多，腹胀感消失，精神食欲睡眠均较前好转，检查：腹平软，舌稍红，边齿痕，苔稍腻，脉细弦。予前方加大腹皮 30 g。嘱咐继续服用 1~2 个月调理善后。

按 一般情况下，治疗肝硬化腹水，无论腹水多少，多采用健脾、疏肝、活血、行水之法，如果病情不重，腹水初起，可以用苍术、白术、汉防己、川牛膝、牛膝、大腹皮等药大剂量使用以利水活血，取效后，据《黄帝内经》"大积大聚，衰其大半而止"及"治病求本"原则，还要兼顾调补肝脾肾三脏，如此才能疗效巩固。此外服药期间必须忌盐。该病例腹水病史不久，全身情况尚好，肌肉无明显消瘦，故近期预后良好，用药容易取效。治疗上初始以消攻为主，主要是疏肝活血行水，取效后则注意攻补兼施，在疏肝活血行水基础上健脾补肝肾固护阴液和阳气。利水药中防己、大腹皮、泽泻、苍术、白术效果不错并且毒副作用小，使用安全，但剂量宜大。活血则多用丹参、鸡血藤、泽兰、三七等。疏肝用柴胡、青皮、郁金、牛膝，健脾补气以黄芪、党参、白术、苍术，养阴多用白芍、当归、生地黄。用药得当，而取效迅捷。

第

六

章

——

肾系病类

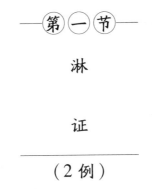

—第一节—

淋

证

（2 例）

医案 67

朱某某，女，66 岁，2018 年 10 月 19 日。

初诊 主诉：反复尿频、腰酸 1 年。病史：患者于 1 年前因尿频、尿急、尿痛在当地医院就诊，诊断为"泌尿系感染"，经抗感染等治疗后好转，但近 1 年来反复出现尿频、腰酸，经常使用抗生素，症状时轻时重，反复发作。现症见尿频，腰酸乏力，小腹坠胀，排尿无力，食欲不振，睡眠欠佳，大便尚规律。B 超示：慢性膀胱炎。面色少华，舌淡，苔白微腻，脉弦细。西医诊断：慢性膀胱炎。中医诊断：气淋。中医辨证：脾气不足，中气下陷。治法：升阳益气。

处方 黄芪 20 g，炒白术 15 g，党参 15 g，当归 10 g，陈皮 10 g，升麻 10 g，柴胡 6 g，车前草 15 g，薏苡仁 20 g，炙甘草 5 g。7 剂，水煎服，每日 1 剂，分 2 次服。

二诊 2018 年 10 月 26 日。症状好转，续服用 7 剂，水煎服，每日 1 剂，分 2 次服。

按 淋证是以小便频数短涩，淋沥刺痛，小腹拘急引痛为主症的病证。

《金匮要略》将其病机归为："热在下焦"；《诸病源候论》："诸淋者，由肾虚膀胱热故也。"指出肾虚为本，膀胱热为标的淋证病机。《景岳全书》提出淋证"凡热者宜清，涩者宜利，下陷者宜升提，虚者宜补，阳气不固者宜温补命门"的治疗原则。本例患者为老年女性，中气不足，气虚下陷，膀胱气化无权；加之久病淋证，故辨证为淋证之气淋虚证，治疗上予益气升阳。

医案 68

甘某，男，32 岁，2018 年 8 月 5 日。

初诊 主诉：腰痛 1 年，再发伴发现输尿管结石 1 个月。病史：1 年前因腰痛到医院检查，发现左侧输尿管梗阻，左肾积水，后因腰痛缓解，未予特殊治疗，1 个月前腰痛再发，检查示左输尿管下段结石如豌豆大小，左肾盂积水，患者不愿手术治疗，特求中药排出结石。现饮食正常，口稍渴，大便不干，小便黄，精神睡眠欠佳。肾及输尿管 B 超：左输尿管下段结石约 0.3 cm×0.6 cm，左肾盂积水。查：左肾区叩痛（+），舌红，苔黄微腻，脉沉弦滑。西医诊断：输尿管结石。中医诊断：腰痛（石淋）。中医辨证：湿热蕴结。治法：清热利湿，化石通淋。

处方 黄芪 30 g，郁金 10 g，延胡索 10 g，山药 30 g，白术 30 g，金钱草 30 g，鸡内金 10 g，石韦 15 g，茯苓 15 g，海金沙 30 g，车前子 30 g，生甘草 5 g。7 剂，水煎服，每日 1 剂，分 2 次服。

二诊 2018 年 8 月 12 日。述服用前方 7 剂后腰痛消失，精神睡眠均好转，舌淡红，苔薄黄，脉沉弦滑。

处方 黄芪 30 g，陈皮 10 g，山药 30 g，白术 30 g，金钱草 30 g，鸡内金 10 g，石韦 15 g，茯苓 15 g，海金沙 30 g，冬葵子 30 g，瞿麦 10 g，车前

子 30 g，生甘草 5 g，芒硝 10 g。7 剂，水煎服，每日 1 剂，分 2 次服。

三诊 2018 年 8 月 19 日。述昨日下午排出结石约豌豆大，浑身舒畅，经医院 B 超复查示未见输尿管结石，特来告知。

按 尿路结石多见于男性患者，常有尿痛、腰痛、排尿中断等症状，多因湿热壅滞、水液代谢失调致水液陈浊者经热而淤积结成砂石；治疗多用清利湿热、通淋消石、活血利水止痛等品。方中金钱草、海金沙、郁金、鸡内金化石溶石，车前子、石韦、瞿麦、茯苓利水通淋，黄芪、山药、白术、茯苓健脾益气，气足则利于排石。冬葵子、芒硝皆滑利之品，有助结石排出。

本案患者为湿热型结石，处方中金钱草清热利湿，为排石化石之上品，海金沙甘寒，利水通淋，为治石淋之要药，鸡内金、芒硝能逐石化石消石，车前子、冬葵子通淋利尿，郁金、延胡索理气止痛，甘草调和诸药，再加补中益气之品加强排出结石之力，诸药合力，效果显著，结石排出。

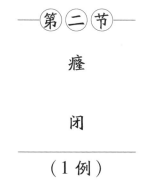

第二节

瘾

闭

（1 例）

医案 69

张某某，男，51 岁，2019 年 12 月 8 日。

初诊 主诉：小便余沥不尽半年，加重 1 周。病史：近半年来小便频繁，但点滴难出，余沥不尽，排出无力感，伴有腰酸脚软，神疲乏力，口苦口渴而不欲饮水，大便偶稀溏，饮食可，睡眠欠佳，要起夜数次。近 1 周症状加剧，故前来就诊。前列腺 B 超示：前列腺增生。舌淡胖边齿痕，苔黄腻，脉沉弦。西医诊断：前列腺增生。中医诊断：瘾闭。中医辨证：脾肾阳虚兼有湿热血瘀。治法：温补肾阳，清利小便，除湿化瘀。

处方 党参 15 g，黄芪 30 g，莲子 30 g，黄精 20 g，淫羊藿 20 g，肉桂 10 g，车前子 10 g，王不留行 10 g，当归尾 10 g，虎杖 15 g，桃仁 10 g，石韦 10 g，海金沙 30 g，土鳖虫 6 g，海藻 15 g。7 剂，水煎服，每日 1 剂，分 2 次服。

二诊 2019 年 12 月 15 日。患者述服药后小便点滴无力及余沥不尽感皆有改善，口苦口渴症状也有缓解，大便稍稀。服药有效，继续予原方去桃仁，加萹蓄 10 g。7 剂，水煎服，每日 1 剂，分 2 次服。

三诊 2019 年 12 月 22 日。述小便次数减少，夜里仅要起来 1 次，睡眠好转，排尿感觉已经基本正常，口苦口渴缓解。大便正常。嘱咐继续服用二诊处方巩固治疗半个月。2 个月后随访患者已经恢复正常小便。

按 该患者症见小便频繁，余沥不尽，排出无力感，伴有腰酸脚软，神疲乏力，口苦口渴而不欲饮水，辨证为脾肾阳虚兼有湿热血瘀，予以党参、黄芪、莲子健脾益气，淫羊藿、肉桂温补肾阳，黄精滋肾阴，取阴中求阳之意，并防利水药伤阴之弊。车前子、石韦、海金沙、虎杖、萹蓄清热利尿通淋，王不留行、当归尾、桃仁、土鳖虫活血化瘀，海藻软坚散结。辨证准确，用药配伍得当，故收效颇佳。

前列腺肥大增生，临床证型颇多，有因湿热，有因气郁，有因瘀痰阻滞等实证，也有因中气不足，或真阴真阳不足的虚证，更有虚实兼杂的复杂类型，必须仔细辨证。本病例为中老年，有脾虚肾阳不足之虚证表现，也有口苦苔黄腻等湿热之症，而前列腺增生往往都伴有瘀滞，故辨证为虚实夹杂型的癃闭症，治疗上健脾益气复脾胃升降之权，则清升浊降，水湿得运，溲闭自通；温补肾阳，使化气行水，复膀胱开合之功，酌加黄精滋肾阴，阴中求阳并防阳药及利水药伤阴，如此则正气得复；在扶正基础上予以攻邪，清利湿热并化瘀软坚，车前子、石韦、海金沙、虎杖、萹蓄等清利湿热药物治疗淋症或癃闭效果颇佳，而当归尾、桃仁、土鳖虫活血化瘀并利于包块吸收分解，海藻软坚散结，能促进前列腺增生消退。药证相符，故收全功。

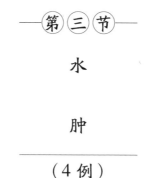

—第三节—

水

肿

（4例）

医案70

刘某，男，42岁，2018年10月19日。

初诊　主诉：反复双下肢浮肿、尿少半年余。病史：患者自诉今年3月底劳累后出现双下肢浮肿，尿量减少，畏寒，头晕，乏力，在当地医院诊断为"慢性肾小球肾炎"，经治疗（具体用药不详）后症状时有好转，但病情反复出现。现症见下肢浮肿，尿量少，腰酸乏力，畏寒肢冷，进食少，腹部胀满，大便溏面色苍白，舌质淡胖，苔白，脉沉细。西医诊断：慢性肾小球肾炎。中医诊断：水肿。中医辨证：脾肾阳虚。治法：温肾健脾，化气行水。

处方　制附片（先煎）10 g，肉桂4 g，熟地黄25 g，牡丹皮10 g，炒白术15 g，茯苓15 g，泽泻15 g，车前子（包煎）10 g，牛膝15 g，山茱萸10 g，山药15 g，生姜10 g。7剂，水煎服，每日1剂，分2次服。

二诊　2018年10月26日。症状好转，续服用7剂，水煎服，每日1剂，分2次服。

按　平素劳累过度，肾气亏虚，肾阳不足，膀胱气化无权，水泛肌肤，发为水肿。膀胱开合失常，出现尿少，肾气虚则出现腰酸乏力，阳气不足，不能温达四肢，则出现畏寒肢冷，脾气虚，运化失职，则出现进食少、腹部胀满，气血生化乏源，导致气血亏虚，不能上荣头面，故见面色苍白、头晕。舌质淡胖，苔白，脉细为气虚水停之象。

医案 71

丁某，男，47 岁，2018 年 1 月 7 日。

初诊 主诉：颜面及双下肢浮肿半年。病史：近半年余反复出现颜面浮肿，伴双下肢中度凹陷性水肿，伴腰酸乏力、畏寒尿少、精神萎靡，不思饮食，常因劳累或感冒后加剧。尿常规：蛋白（+++），隐血试验（+++）。肾功能：尿素氮 10.45 mmol/L，肌酐 221 μmol/L。舌淡苔白腻，脉濡缓。西医诊断：慢性肾炎（慢性肾功能不全）。中医诊断：水肿。中医辨证：脾肾阳虚、水湿停留。治法：补脾益肾，温阳除湿。

处方 制附片（先煎）10 g，白术 10 g，干姜 10 g，茯苓 10 g，白芍 10 g，黄芪 20 g，党参 20 g，桂枝 10 g，泽泻 10 g，玉米须 30 g，车前子 10 g，泽兰 10 g，益母草 15 g，芡实 10 g，杜仲 20 g，金樱子 10 g，白茅根 20 g，琥珀 3 g。14 剂，水煎服，每日 1 剂，分 2 次服。

二诊 2018 年 1 月 21 日。颜面水肿消退，双下肢浮肿好转，尿常规：蛋白（++），隐血试验（++）。肾功能：尿素氮 9.72 mmol/L，肌酐 168 μmol/L。仍有腰酸乏力、畏寒，精神欠佳，饮食稍有好转。舌淡苔白腻，脉濡细。予原方继续服药 7 剂，水煎服，每日 1 剂，分 2 次服。

按 肾炎多见不同程度的水肿，水为阴邪，得阳则化，故温阳利水是治疗水肿的总则。如果临床见不思饮食、恶心呕吐、兼见水肿、蛋白尿、血尿等，多见于肾功能不全的严重患者，治疗上尤其要重视顾护胃气，"有胃气则生，无胃气则死"。如果脾阳虚衰，见双下肢浮肿，食欲减退，畏寒乏力，腹胀便溏，舌淡苔白腻，则用温补脾阳法，选方为五苓散合五皮饮加减，兼有肾阳不足见腰以下肿甚、腰冷痛、肢体冰冷者，则要健脾温肾、行水利湿，方用真武汤、麻黄附子细辛汤、附子理中汤等加减，常用药为制附片、白术、干姜、茯苓、白芍、黄芪、党参、桂枝、泽泻、玉米须、车前子等。

慢性肾炎为病情复杂的顽症，肾炎不同阶段不同症状有不同的治法，应该灵活地辨证治疗，方能取得好的疗效，总体上来说，脾肾两虚为发病内在因素，风、寒、湿、热、毒、瘀为发病之诱因，脏腑、气血、三焦气化功能失调是本病发生的病理基础。治疗上要标本兼顾、补泻并举，并以温阳利水、益气化瘀、补肾健脾培本、通腑泻浊为法治之。

医案 72

郑某，男，43 岁，2018 年 12 月 17 日。

初诊 主诉：眼睑浮肿半年。病史：患者半年前无明显诱因出现眼睑浮肿，晨起明显，下午减轻，双下肢不肿，伴腰部酸痛，双下肢稍乏力，平素怕冷，四末发凉，遗精，无头晕耳鸣，血压 130/80 mmHg，无高血压病史，夜尿频，大便可。查：舌淡苔薄白腻，脉弦细。西医诊断：水肿查因。中医诊断：水肿。中医辨证：肾阳亏虚。治法：温肾助阳，化气利水。

处方 制附片（先煎）6 g，肉桂粉（冲服）3 g，熟地黄 30 g，山茱萸 10 g，山药 20 g，泽泻 10 g，牡丹皮 10 g，茯苓皮 10 g，杜仲 20 g，白术 10 g，猪苓 10 g，牛膝 15 g，补骨脂 15 g，菟丝子 15 g，肉苁蓉 15 g，锁阳 15 g，龟甲 12 g，冬瓜皮 30 g。7 剂，水煎服，每日 1 剂，分 2 次服。

二诊 2019 年 12 月 24 日。服上方后，自觉眼睑浮肿、腰酸腿软好转，略口干，二便调。舌尖红苔微黄腻，脉弦细。

处方　制附片（先煎）6 g，肉桂粉（冲服）3 g，熟地黄 30 g，吴茱萸 10 g，山药 20 g，泽泻 10 g，牡丹皮 10 g，茯苓皮 10 g，杜仲 20 g，白术 10 g，猪苓 10 g，牛膝 15 g，补骨脂 15 g，菟丝子 15 g，肉苁蓉 15 g，龟甲 12 g，冬瓜皮 30 g，黄连 6 g。7 剂，水煎服，每日 1 剂，分 2 次服。

按　水肿是由于肺失通调、脾失转输、肾失开合、膀胱气化不利，导致体内水液潴留、泛滥肌肤，表现以头面、眼睑、四肢、腹背甚至全身浮肿为特征的一类病症。肺脾肾三脏与水肿之发病，是以肾为本，以肺为标，而以脾为制水之脏。《黄帝内经》提出"开鬼门""洁净府""去菀陈莝"为水肿治疗基本原则一直沿用至今。

本案患者为中年男性，以眼睑浮肿为主症。有怕冷、四末发凉之阳虚症状，伴有腰酸腿软、遗精、夜尿频，为肾虚之象。肾为水火之脏，根据阴阳互根原理，善补阳者，必以阴中求阳，则生化无穷。故用六味地黄丸加龟甲以滋补肾阴，用附片、肉桂、锁阳、菟丝子、补骨脂以温补肾阳，两相配合，则能补水中之火，温肾中之阳气。用白术、茯苓皮、泽泻、猪苓、冬瓜皮利水消肿，杜仲、牛膝、补骨脂以强壮腰膝。

医案 73

龙某某，女，64 岁，2020 年 4 月 1 日。

初诊　主诉：卵巢 Brenner 瘤术后 5 年，右下肢肿胀疼痛 3 日。病史：患者于 2015 年 10 月因发现盆腔包块入住我院妇科，行卵巢肿瘤切除术，术后病检提示：双侧卵巢交界性 Brenner 瘤，出院后每 3~6 个月定期复查腹部彩超，未见肿瘤复发迹象。3 日前突然出现右下肢肿胀疼痛，局部皮温升高。妇科门诊复查 CT 示：双侧腹股沟区多发淋巴结肿大。血管彩超：右侧髂血管未见异常，双下肢动脉未见异常，右侧股浅静脉瓣膜功能不全，右下肢静脉血流缓慢。妇科门诊考虑右下肢淋巴水肿（急性发作期），予以七叶皂苷口服后疗效不佳，遂来中医科门诊就诊，现症见：右下肢自腹股沟以下肿胀疼痛，难以下地行走，皮肤绷紧光亮，局部发红。小便短赤，舌红苔黄腻，脉弦滑。西医诊断：①卵巢 Brenner 瘤术后；②右下肢淋巴水肿（急性发作期）。中医诊断：水肿。中医辨证：湿热下注。治法：清热解毒，活血利水消肿。

处方　四妙散合五味消毒饮加减。薏苡仁 30 g，黄柏 12 g，苍术 10 g，川牛膝 15 g，野菊花 30 g，金银花 20 g，土茯苓 30 g，大血藤 30 g，紫花地丁 30 g，连翘 20 g，泽兰 12 g，泽泻 20 g，猪苓 12 g，冬瓜皮 30 g，益母草 30 g，赤小豆 20 g。7 剂，水煎服，每日 1 剂，分 2 次服。

同时嘱其芒硝外敷，7 日后复诊：告知服药 5 日后肿胀疼痛明显减退，皮色基本恢复正常，可以下地行走。后以此方加减应用半年有余，随访未再发作。

按　下肢继发性淋巴水肿是妇科盆腔肿瘤患者行根治术后常见的远期并发症之一，肿瘤术后破坏淋巴管网，淋巴液在淋巴管中回流不畅，在下肢皮肤及组织中滞留，导致下肢淋巴水肿。巢元方的《诸病源候论》中有类似疾病的记载"病者，由劳役肢体，热盛自取风冷，而为凉湿所折，入于肌肉筋脉，结聚所成也，其状赤脉起如编绳，急痛壮热……故为病也……其著脚若置不治，不消复不溃，其歇热，气不散，变作㾦……"。此病对应中医学"脉痹""水肿"，董克礼教授认为急性淋巴水肿多为湿热下注型，以标实为主；慢性淋巴水肿多为肾虚血瘀型为主，为虚实夹杂之证。此例患者为淋巴水肿急性发作期，辨证为湿热下注，以四妙散清热燥湿，野菊花、金银花、土茯苓、大血藤、紫花地丁、连翘清热解毒，泽兰、泽泻、猪苓、冬瓜皮、益母草、赤小豆活血利水消肿。

第七章——皮肤病类

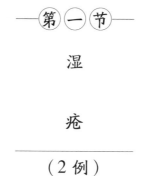

第一节

湿

疮

（2 例）

医案 74

林某，男，39 岁，2018 年 7 月 8 日。

初诊 主诉：反复发作湿疹 5 年，再发半个月余。病史：5 年来反复发作湿疹，常于夏季多发，湿疹多发于阴囊、两胯、股等处，为暗红色丘疹水泡，瘙痒剧烈，尤其夜间为甚，导致睡眠不安，曾服用西药抗过敏并外涂激素药膏等治疗，效果不佳，因求中药治疗。以前曾有过食鱼虾过敏史。现症见阴囊、两胯、股等处瘙痒剧烈，伴咽干口渴，大便干燥，2~3 日一行，小便黄，饮食正常。查：一般可，阴囊、两胯、股等处见鲜红色或暗红斑丘疹，有水泡，伴搔抓出血痕迹。舌边尖红，苔黄腻，脉浮数滑。西医诊断：湿疹。中医诊断：湿疮。中医辨证：风湿热郁滞肌肤。治法：清热祛湿、祛风止痒。

处方 二妙丸加味。苍耳 15 g，蝉蜕 6 g，苍术 10 g，黄柏 10 g，石膏（包煎）30 g，生地黄 30 g，薏苡仁 30 g，土茯苓 30 g，白鲜皮 15 g，黄芩 12 g，苦参 10 g，地肤子 12 g，大黄（后下）10 g。7 剂，水煎服，每日 1 剂，分 2 次服。

二诊 2018 年 7 月 15 日。述服用前方后皮疹水疱不再滋水，瘙痒明显减轻，睡眠转好，大便不干，1 日一行。嘱勿食用辛辣刺激发物及油腻厚味之品。

处方 苍术 10 g，黄柏 10 g，土茯苓 30 g，薏苡仁 30 g，生地黄 15 g，山药 20 g，茵陈 15 g，滑石（包煎）20 g，蜈蚣 3 条，全蝎 6 g，白鲜皮 15 g，甘草 5 g。7 剂，水煎服，每日 1 剂，分 2 次服。并予外洗方：苦参 30 g，黄柏 30 g，地肤子 30 g，蜂房 30 g，蛇床子 30 g。7 剂，嘱水煎待温后外洗患处。

三诊 2018 年 7 月 22 日。服完上方后瘙痒已愈，湿疹已收。嘱继续巩固用药 1 周。

按 湿疹治疗需要辨明风、湿、热之多少，风重者痒必剧烈，湿邪为病，重着黏滞，病势缠绵，且湿性重着，易伤人下部，且湿气重，多发水疱滋水淋漓，热重则口干、畏热、舌红苔黄，皮疹鲜红肿胀。该患者兼有风、湿、热三邪并重，以湿重为主，故治疗上在利湿的基础上清热祛风，方中苍耳、蝉蜕、蜈蚣、全蝎祛风，苍术、薏苡仁、茵陈、滑石、土茯苓、黄柏、黄芩、苦参、白鲜皮等祛湿兼清热，石膏、生地黄凉血滋阴，山药、甘草、薏苡仁健脾祛湿。辨证准确，选药得当，故临床疗效显著。

慢性湿疹多由急性湿疹反复发作转化而来，临床表现及病理变化相对复杂，治疗难度也较大。湿为重着黏滞之邪，常与热、风等邪兼夹而侵犯人体，慢性湿疹，治疗以祛湿为主，兼祛风清热，但需要注意，利湿有伤阴伐正之弊，因此在利湿的同时还要注意固护阴液，此例患者夜间瘙痒剧烈伴口干等也提示阴津受损，故方中加入生地黄、山药等滋阴补正之品，使湿去而无伤阴之弊。

医案 75

熊某，女，32 岁，2019 年 11 月 17 日。

初诊　病史：反复发作皮肤红疹、水疱、渗出 10 余年，瘙痒剧烈，时好时发，缠绵不愈。近 1 个月来背部、四肢均起红色皮疹，伴渗水、瘙痒，测变应原示"尘螨"变应，平素较畏热，大便偏干，小便稍黄。查：背部、四肢均见散在红色皮疹，伴水疱渗出及搔抓痕迹。舌稍红，苔黄腻，脉细数。西医诊断：湿疹。中医诊断：湿疮。中医辨证：湿热内蕴。治法：清脾除湿、祛风止痒。

处方　牡丹皮 10 g，赤芍 10 g，苦参 10 g，地肤子 10 g，白鲜皮 10 g，滑石 30 g，生甘草 10 g，泽泻 10 g，土茯苓 30 g，党参 30 g，白术 10 g，枳壳 10 g，车前子 10 g，薏苡仁 30 g，威灵仙 15 g，乌梢蛇 10 g。7 剂，水煎服，每日 1 剂，分 2 次服。

二诊　2019 年 11 月 25 日。服药 1 周后皮疹明显消退，渗液及瘙痒减轻，嘱继续服用原方 1 个月。

三诊　2019 年 12 月 29 日。皮疹完全消失。嘱咐停药观察 1~2 个月。

按　该病例为典型的湿热内蕴而致湿疹，治疗湿疹常用的有效中药，清热可选黄芩、黄连、栀子、连翘、板蓝根、龙胆等，除湿可选猪苓、茯苓、泽泻、白鲜皮、苦参等，此外可以配合疏风止痒之品，如威灵仙、乌梢蛇、蒺藜、防风等，湿之本源于脾失健运，故还应当配合健脾治疗，如党参、白术、薏苡仁、芡实等。此外还可以配合外治法，中药外洗或激素软膏涂患处，此外注意忌口，勿吃海腥、羊肉、五辛发物，勿接触变应原。

湿疹虽然属于皮肤病，但来源于内因，中医着重内在治疗，辅以外治。

湿疹病因病机首先归因于先天禀赋不足，属于过敏性体质，继而后天失其调养，饮食不节，导致脾胃受伤，生湿停饮，湿热内蕴，或淋雨涉水，外感风、湿、热邪，内外邪气相搏，浸淫肌肤而发为湿疹。总之，湿疹与风、湿、热三邪最为相关，风盛则痒，风善行而数变，故急性湿疹剧痒，浸淫泛发；湿热化火则皮疹红赤肿胀灼热，湿邪重浊缠绵，则皮疹渗水流液，迁延发作；湿热日久伤阴，又可以导致脾虚血燥，肌肤失养，而肥厚开裂，缠绵不愈。湿乃本病之源。

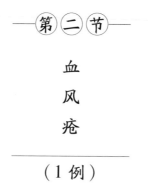

第二节

血
风
疮

（1例）

医案 76

朱某某，女，28岁，2019年5月21日。

初诊 主诉：反复发作四肢、腹部等多部位皮肤紫红瘀点瘀斑2个月。病史：近2个月反复发作四肢、腹部等多部位皮肤紫红瘀点瘀斑，伴瘙痒、口渴、大便干秘、偶有鼻涕带血。无关节痛、尿血、便血。血小板计数、出凝血时间均正常。皮肤科诊断为"过敏性紫癜"予以糖皮质激素、维生素K_1、抗组胺药等对症治疗，未见疗效，特求中医治疗。查：四肢、腹部等多部位可见皮肤紫红或鲜红瘀点瘀斑，舌红瘦薄，苔白黄腻，脉细数。西医诊断：过敏性紫癜。中医诊断：血风疮。中医辨证：阴虚血热兼风热。治法：滋补肝肾，清热祛风，化瘀止血。

处方 龟甲10g，黄柏10g，知母10g，防风10g，蝉蜕6g，金银花30g，蒲公英15g，生甘草6g，牡丹皮10g，赤芍10g，生地黄15g，蒲黄10g，槐米10g，茜草15g。7剂，水煎服，每日1剂，分2次服。

二诊 2019年6月2日。四肢、腹部等部位的皮肤瘀点瘀斑明显变淡吸收，无瘙痒感，无鼻出血，仍口渴，便秘症状好转。小便稍黄。舌稍红，瘦薄，苔薄黄，脉细数。

处方 原方去防风、蝉蜕，加桑叶 15 g，白芍 15 g，熟地黄 30 g，女贞子 15 g，枸杞子 15 g。每日 1 剂，继续服用 14 日。

三诊 2019 年 6 月 16 日。患者四肢、腹部等部位的皮肤瘀点瘀斑几乎完全吸收，未见新发皮下出血。口渴，便秘等症状好转。舌稍红，瘦薄，苔薄黄，脉细数。嘱咐继续上方 5~7 剂巩固善后。

按 本案患者发病 2 个月余，紫癜色鲜红或紫红，伴有皮肤瘙痒、口渴、大便干秘、偶有鼻涕带血。多因外感风热之邪，风热入营血，日久热灼伤阴，并导致脉络灼伤而迫血妄行，而出现以上症状。在治疗上以滋补肝肾之阴，清热祛风，化瘀止血为主，方中龟甲、黄柏、知母清热养阴，白芍、熟地黄、女贞子、枸杞子滋补肝肾，防风、蝉蜕、桑叶祛风祛头面及周身之风邪，金银花、蒲公英、生甘草清热解毒，牡丹皮、赤芍、生地黄清热凉血滋阴，蒲黄、槐米、茜草凉血止血化瘀。上药配伍，共奏滋阴养血，祛风清热、凉血止血化瘀之功，而取效迅捷。

中医学认为"离经之血必瘀"，过敏性紫癜患者不论哪种证型治疗均离不开"活血化瘀"。多种化瘀药物的现代药理研究也证实有免疫抑制作用，如丹参、赤芍、桃仁、红花、当归等，在辨证治疗同时适当加用活血化瘀药能明显提高临床疗效。此外，过敏性紫癜的病因治疗是本病治疗与预防复发的关键。尽可能寻找病因或致病因素，防止再接触，如可疑的药物及食品等；注意饮食宜清淡，忌辛辣及海腥食物，注意保暖，防止感冒，控制和预防感染。

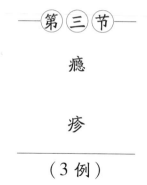

第三节

瘾

疹

（3例）

医案77

吴某某，女，48岁，2018年7月8日。

初诊 主诉：突起皮疹伴瘙痒3日。病史：3日前外出游玩回来后全身皮肤表面突发大小不等的扁平隆起状皮疹，色鲜红，时起时伏，瘙痒难忍，口微干，大便秘结，小便稍黄，饮食正常，睡眠不安。查：一般可，脖颈胸背及四肢均可见散在大小不等鲜红色斑丘疹，伴搔抓痕迹。舌边尖红，苔薄黄，脉浮数滑。西医诊断：荨麻疹。中医诊断：瘾疹。中医辨证：风热邪毒郁滞肌肤。治法：疏风清热，凉血解毒。

处方 防风10 g，荆芥10 g，金银花30 g，连翘10 g，蝉蜕6 g，桑白皮15 g，牡丹皮10 g，赤芍12 g，紫草10 g，生地黄30 g，苦参10 g，地肤子12 g，白鲜皮15 g，大黄（后下）10 g，钩藤15 g。7剂，水煎服，每日1剂，分2次服。

二诊 2018年7月15日。述服用前方后全身皮疹消失，睡眠好，今特来告知，问是否需要继续服药。嘱勿食用辛辣刺激发物，继续用前方巩固治疗5日。

按　急性荨麻疹多因素体肺卫不固，感受风寒或风热之邪，邪郁于肌肤或内传肠道而发病，亦有因食用或接触了某些食物、药物、致敏因素等而引起。病变因于风热或风寒外邪侵及人体，营卫二气失调，气虚壅滞，不得宣泄于外，而郁滞于肌肤而化热生风，风动则痒，热胜则红而肿胀。此病例为风热型荨麻疹，其皮疹鲜红灼热，瘙痒难忍，口渴心烦，遇热加重，舌尖红，脉浮数。治法：疏风清热，凉血解毒。常用药：防风、荆芥、金银花、连翘、蝉蜕、桑白皮、牡丹皮、赤芍、紫草、生地黄、苦参。痒甚加地肤子、白鲜皮；大便秘结者加大黄、芒硝；腹泻者加黄连、黄芩；伴有腹痛者，加川楝子、延胡索。

现代药理研究，荆芥、防风、蝉蜕、地肤子、白鲜皮等祛风、祛湿中药均有较好的脱敏作用，故临床治疗荨麻疹时，不论哪种证型都可以适当加入上述中药，另外在治疗该病时，要注意以下问题：忌食鸡、鸭、鱼、虾、蛋、奶、辛辣刺激等食物，避免受凉吹风，临床治愈后应该继续服药5～10剂以巩固疗效。

医案 78

陈某某，女性，50岁，2019年6月6日。

初诊　主诉：反复皮疹瘙痒2年。患者自述反复2年来反复出现风疹，瘙痒，游走性，每年均有发作，多次就诊效果不佳，伴有汗出，舌淡苔薄白，脉细。西医诊断：荨麻疹。中医诊断：瘾疹。中医辨证：阴血不足，血虚风燥。治法：养血润肤，疏风止痒。

处方　四物三色荆防汤加减：生地黄10 g，白芍10 g，当归10 g，川芎10 g，甘草6 g，黄芪10 g，防风6 g，何首乌10 g，白芷10 g，荆芥6 g，蜈蚣1 g，白鲜皮15 g，蝉蜕6 g。7剂，水煎服，每日1剂，分2次服。

二诊　2019年6月13日。述服用上方3剂后瘙痒缓解，现皮疹完全消退。之前未有如此效果，为巩固疗效再次就诊，舌淡苔薄白，脉细。嘱忌辛辣。

处方 原方续服 5 剂。回访 1 年内该症未再发作。

按 荨麻疹多因机体阴阳失调，营卫不和，卫外不固，感受风邪而致；或素体虚弱，阴血不足，血虚生风；或反复发作，气血被耗，气血亏虚，风邪乘虚侵袭，浸淫血脉，郁于肌肤腠理之间而发。四物三色荆防汤以四物汤为基本方养血和血，有"治风先治血，血行风自灭"之意。配合疏风散邪止痒之品，起到养血和血、调和营卫、疏风卫外之功用。方中以四物汤养血、润燥，黄芪入脾、肺经，益气固表，防风辛甘微温，为治风通药，又黄芪配当归，为当归补血汤，以益气生血，荣养肌肤，肌肤得到滋养，风不内生。三色为黄芪、白芷、何首乌配合补肾祛风。蜈蚣、蝉蜕均为搜风通络药物。白鲜皮祛风、燥湿、清热解毒。患者经两诊症状改善，风疹消退，女性由于生理特性，容易出现血虚风燥，如果光治风，效果不佳，容易反复，该患者经标本兼治后症状缓解，未再发作。

医案 79

梁某某，女，50 岁，2018 年 10 月 15 日。

初诊 主诉：反复皮肤红疹瘙痒 1 年。病史：患者产后体弱，近 1 年来反复出现皮肤红疹瘙痒，曾在湘雅三医院皮肤科诊断为"慢性荨麻疹"，予抗组胺药治疗后，症状时好时坏，常于劳累后发生，伴有皮肤灼热感，口干口苦，喜冷饮，食欲、睡眠一般，大便干，小便正常。既往史：无特殊可询。查：全身皮肤散在红疹，皮肤干燥。舌质红，苔腻微黄，脉沉细。西医诊断：慢性荨麻疹。中医诊断：瘾疹。中医辨证：湿热浸淫。治法：疏风除湿，清热凉血，养血活血。

处方 白附子 10 g，茯苓 10 g，当归 12 g，川芎 10 g，白芍 10 g，生地黄 25 g，鸡血藤 10 g，制何首乌 10 g，防风 5 g，蝉蜕 5 g，薏苡仁 25 g，蛇床子 10 g，地肤子 15 g，苍术 10 g，牛蒡子 6 g，酸枣仁 6 g，甘草 5 g。7剂，水煎服，每日 1 剂，分 2 次服。

二诊 2018 年 10 月 22 日。症状好转，原方续服用 7 剂，水煎服，每日 1 剂，分 2 次服。

按 瘾疹俗称"风疹"，是由风湿或风热之邪侵袭人体，浸淫血脉，内不得疏泄，外不得透达，郁于肌肤腠理之间所致，故见皮肤瘙痒不绝、疹出色红，或抓破后津水流溢等。治宜疏风为主，佐以清热除湿之法。痒自风而来，止痒必先疏风，故以防风、牛蒡子、蝉蜕之辛散透达，疏风散邪，使风去则痒止；配伍苍术、薏苡仁祛风燥湿，蛇床子、地肤子清热燥湿，是为湿邪而设。然风热内郁，易耗伤阴血；湿热浸淫，易瘀阻血脉，故以当归、生地黄、川芎、鸡血藤等养血活血，并寓"治风先治血，血行风自灭"之意为佐。甘草清热解毒，和中调药，为佐使。

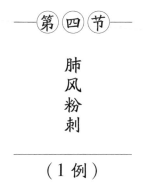

第四节

肺风粉刺

（1 例）

医案 80

吴某某，男，52 岁，2019 年 5 月 21 日。

初诊　主诉：反复面部红斑瘙痒疼痛 2 年。病史：患者从 2 年前开始反复出现面颊部及鼻部红斑，间有疼痛。持续 2 年余，反复发作痛苦不堪。各项检查未见异常，多次中西医就诊无效，听人介绍来湘雅三医院就诊，面颊部及鼻部散在小片状暗红色红斑，无瘙痒，舌淡红，苔稍腻偏黄，脉细。西医诊断：玫瑰痤疮。中医诊断：肺风粉刺、酒渣鼻。中医辨证：热毒炽盛证。治法：清热解毒，活血化瘀。

处方　五味消毒散加减，金银花 10 g，蒲公英 10 g，野菊花 10 g，生地黄 10 g，丹参 10 g，川芎 10 g，甘草 6 g，蚕砂 10 g，大青叶 15 g，荆芥 5 g，黄芪 15 g，蝉蜕 5 g，苍术 10 g，当归 10 g，白芷 10 g，紫花地丁 10 g，薏苡仁 15 g，地肤子 10 g。7 剂，水煎服，每日 1 剂，分 2 次服。

二诊　2019 年 5 月 28 日。皮疹明显减少，无疼痛感，舌淡苔薄白，脉细弦。

处方　原方续服 7 剂。

三诊 2019 年 6 月 4 日。皮疹明显改善，为继续巩固疗效再次就诊。舌淡苔薄白，脉细弦。

处方 蒲公英 10 g，野菊花 6 g，地黄 10 g，丹参 10 g，川芎 10 g，甘草 6 g，蚕沙 10 g，青叶 15 g，荆芥 5 g，黄芪 15 g，蝉蜕 5 g，苍术 10 g，当归 10 g，白芷 10 g，紫花地丁 10 g，薏苡仁 15 g，地肤子 10 g。继服 7 剂巩固。

按 玫瑰痤疮，是常见的慢性复发性炎症性面部皮肤病，表现为面中央隆凸部为主的阵发性潮红、持久性红斑及面颊、口周或鼻部毛细血管扩张、丘疹或丘脓疱疹，伴或不伴眼部症状以及主观症状如灼热、刺痛、干燥或瘙痒。本病在古代相关古籍中，属于"酒渣鼻""鼻准红赤""赤齄""肺风粉刺""鼻准红"等范畴。皮损以面部为主，迁延难愈反复发作，易对患者容貌及心理造成不利影响。本病多因肺胃蕴热，风寒外束，血瘀凝滞而成；或酒势冲面，外感风寒，热毒凝结而成；或热毒日久，蕴阻鼻面，毒邪瘀滞所致。该病例皮肤红斑色红，伴有热象，辨证为热毒炽盛证，病程日久则会出现夹湿夹瘀。方以五味消毒散的三味金银花、蒲公英、野菊花等为主清热解毒，配合丹参、川芎活血祛瘀，苍术、薏苡仁健脾祛湿，病久气虚，予以黄芪益气固表，白芷引经药物等一起祛邪不伤正，三诊后热象改善，清热解毒药物减量，部分停用，以免伤及正气，三次药后面部红斑完全消退，皮肤恢复正常。

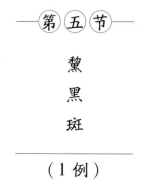

第五节

黧黑斑

（1例）

医案81

关某某，女，32岁，2018年10月17日。

初诊 主诉：面部色斑3年。病史：3年前怀孕时出现颧骨及眉骨附近片状色斑，无痛痒等不适感，哺乳期后曾试用多种祛斑产品，并先后多次进行过激光祛斑、光子嫩肤等，色斑曾有过短暂变浅，但多次日晒后颜色不断加深，遂来诊。现症见面部色斑，形寒肢冷，心烦易怒，失眠多梦，月经量少而血块多，食欲一般，大便偏干，小便清长。查：颧骨及眉骨附近散在片状色斑，呈灰黑色，舌质暗，苔白，脉弦缓。西医诊断：黄褐斑。中医诊断：黧黑斑。中医辨证：阳虚气滞血瘀。治法：散寒行气，化瘀消斑。

处方 当归15 g，赤芍15 g，白芍15 g，桂枝10 g，吴茱萸6 g，川芎10 g，干姜6 g，党参15 g，阿胶（烊化）10 g，牡丹皮10 g，生地黄20 g，麦冬10 g，茯苓10 g，白芷10 g，白僵蚕10 g，白及10 g，白蒺藜15 g，白附片10 g，炙甘草6 g。14剂，水煎服，每日1剂，分2次服。

二诊 2018年10月31日。色斑有所变浅，续服用14剂。

按 黄褐斑多由情志抑郁，渐伤肝脾，脾虚不能生化精微，以致血弱不华，火燥结滞瘀于面部。肝失条达，气机郁结，郁久化火，灼伤阴血，血行不畅，可导致颜面气血失和；脾气虚弱，运化失健，不能化生精微，则气血不能润泽于颜面；同时肾阳不足，肾精亏虚等原因均可导致脏腑功能紊乱，气机紊乱，气血失和，气血瘀结，不营荣于面，面部失去气血荣润，浊气停留，化热瘀滞，积郁面部，则褐斑形成。治宜疏肝理脾，行气活血。方选温经汤为主方，取其具有温补肝脾、气血双补、行瘀活血之功。同时配五白散以养血活血、润白肌肤。如此以内养外，使肝脾调和，而达到祛斑之功。

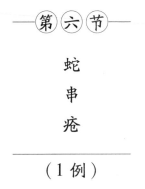

第六节

蛇
串
疮

（1例）

医案 82

杨某某，男，22岁，2018年11月20日。

初诊 主诉：右侧腰部疱疹疼痛1周。病史：患者诉最近熬夜1周后出现右腰疼痛感，继而发现痛处出现水疱，呈进行性加重，现症见疱疹融合成片状，疼痛伴灼热感，伴口干，大便干结。查：舌红苔黄脉数。西医诊断：带状疱疹。中医诊断：蛇串疮（缠腰火丹）。中医辨证：血热证。治法：清热凉血解毒。

处方 泻心汤合犀角地黄汤加减：大黄（后下）5 g，黄连3 g，黄芩3 g，蒲公英20 g，生地黄20 g，牡丹皮15 g，赤芍15 g，玄参15 g，桂枝5 g，水牛角粉（冲服）5 g。5剂，水煎服，每日1剂，兑水牛角粉一起，分2次服。

二诊 2018年11月26日。患者诉服用1包后疼痛就明显减轻，现基本不痛，疱疹颜色明显减轻，大部分水疱结痂。

处方 大黄（后下）5 g，黄连3 g，黄芩3 g，生地黄20 g，牡丹皮15 g，赤芍15 g，玄参15 g，桂枝5 g。5剂，水煎服，每日1剂，分2次服。之后电话随访痊愈。

按 本案患者熬夜致带状疱疹，灼热疼痛，伴有口干舌红苔黄脉数，为血热之象。用泻心汤清火泻热，同时辅以犀角地黄汤凉血泄热解毒，桂枝温经通脉，反佐起到辛散透邪又防寒凉过多而凝滞的作用。诸药相互为用，疗效显著。

第八章——肢体经络病类

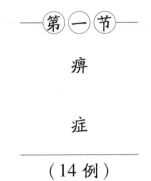

第一节

痹

症

（14 例）

医案 83

周某某，女，76 岁，2018 年 5 月 5 日。

初诊 主诉：颈项肩背痛 1 个月。患者自述 1 个月来反复出现颈项肩背部疼痛，受凉时明显，偶有肢体麻木怕冷，既往类似发作，在当地医院曾行颈椎 X 线检查示"颈椎退行性变"，多次就诊效果不佳，伴有汗出，舌淡苔薄白，脉细。西医诊断：颈椎病。中医诊断：痹症（颈痹）。中医辨证：寒凝气滞血瘀。治法：温经祛风通络。

处方 当归四逆汤合活络效灵丹加减：当归 10 g，桂枝 10 g，白芍 10 g，丹参 10 g，天麻 10 g，葛根 15 g，细辛 3 g，甘草 5 g，川牛膝 15 g，通草 3 g，没药（包煎）6 g，乳香（包煎）6 g，川芎 10 g，羌活 6 g，炙黄芪 18 g。7 剂，水煎服，每日 1 剂，分 2 次服。

二诊 2018 年 5 月 12 日。症状好转，继续原方续服用 7 剂。随访半年，症状好转未再发作。

按 当归四逆汤为温里剂，具有温经散寒，养血通脉之功，主治血虚寒厥之证，乳香、没药活血化瘀，行气止痛，乳香行气活血长于止痛，没药苦泄，以活血散瘀为要，长于消肿，与养血活血之当归、丹参共奏理气消瘀之功。葛根辛甘，归脾胃经，散寒解表止痉。两方合用，起到活血通络止痛之效，为治疗颈肩疼痛的经验方。

医案 84

郑某某，男，46 岁，2018 年 3 月 4 日。

初诊 主诉：颈肩不适及右臂麻木疼痛 2 周。病史：近 2 周觉颈项肩部不适，僵硬酸胀，伴右臂麻木疼痛感，抬举时加剧，无眩晕恶心呕吐，夜卧不安，精神欠佳，大便正常，小便夜里 3 次。颈椎 X 线检查：颈椎骨质增生，颈椎病。查：舌质暗淡，苔薄白，脉沉细涩。西医诊断：颈椎病。中医诊断：痹症（颈痹）。中医辨证：瘀血寒湿阻滞经络。治法：活血化瘀、祛寒除湿、通络止痛。

处方 地龙 10 g，桃仁 10 g，山茱萸 15 g，红花 10 g，牛膝 12 g，当归 10 g，川芎 10 g，五灵脂 10 g，乳香（包煎）10 g，没药（包煎）10 g，香附 8 g，羌活 10 g，蜈蚣 2 条，黄芪 30 g，桂枝 9 g，补骨脂 15 g，安痛藤 30 g。7 剂，水煎服，每日 1 剂，分 2 次服。

二诊 2018 年 3 月 11 日。述服用前方后肩颈及右臂不适减轻，仍有右臂麻木疼痛感，精神好转，大便正常，小便夜里 2 次。舌质暗淡，苔薄白，脉沉细涩。前方加桑枝 30 g，威灵仙 12 g，白芥子 9 g，继续服用 7 剂，水煎服，每日 1 剂，分 2 次服。

三诊 2018 年 3 月 18 日。述肩颈及右臂麻木疼痛症状明显好转，夜尿 1 次。舌质暗淡，苔薄白，脉沉细涩。嘱继续服用前方巩固治疗半个月。

按 颈椎、胸椎、腰椎骨质增生好发于 45 岁以上中、老年人，因日常活动时劳损及受到风寒湿热等邪气侵犯而致病。颈、胸椎骨质增生可以引起眩晕、恶心、颈肩臂疼痛及手指麻木，胸、腰椎骨质增生可以引起腰腿痛、麻木、活动受限，严重者引起瘫痪。中医学认为骨质增生是肝肾虚损所致，中年之后，肝血肾精衰少，骨髓生化乏源，不能濡养筋骨，故骨筋萎弱而发生退行性变，气血不足，风、寒、湿邪亦乘虚侵袭，流注经络，导致气血运行不畅，引起脊柱附近筋骨关节肌肉及腰背神经支配的肢体酸、胀、麻木、活动受限。董克礼教授治疗颈椎、胸椎、腰椎骨质增生多在补肝肾、益精髓、补气血的基础上采用活血化瘀、祛风除湿、通络止痛之法，以治本为主，标本兼顾，临床疗效较好。

治疗该例颈椎骨质增生，方中黄芪为益气之要药，能扩张血管改善血行，补骨脂、山茱萸补肾健骨温阳益精，共奏益气补肾固本之功，当归、川芎、红花、桃仁、乳香、没药、五灵脂等药活血化瘀、行气止痛，威灵仙能通行十二经络，可祛表风除里湿，为祛风除湿治痹之要药，羌活气味雄烈、散风之力胜于防风，又可祛湿通利关节而止痛，桑枝善于祛风除湿通经络，达利四肢关节，对风湿痹痛、四肢麻木拘挛皆有良效，桂枝、白芥子辛温善走散，能搜胸膈经络之痰，善行皮里膜外之痰，对风痰气滞、痰阻经络之肢体疼痛皆有良效。

医案 85

罗某某，男，54 岁，2019 年 8 月 18 日。

初诊 主诉：颈项酸痛不适 1 年，右手臂麻木感半年。病史：患者于 1 年前起出现颈项酸痛不适，当时未予注意，半年前逐渐出现右手臂麻木感，在湘雅三医院行颈椎 CT 检查发现：C5～C7 椎间隙狭窄，诊断为颈椎病。每逢劳累、气候变冷或下雨时症状时有加剧。近 3 天觉颈部板滞、强直，转侧俯仰受限，右手臂及手指麻木，C5～C7 椎颈部肌肉紧张压痛，故来就诊。纳食尚可，平素腰酸背痛，记忆力下降，二便正常，睡眠欠佳。查：颈部板滞、强直，左右转侧及前后俯仰受限，右手臂及手指麻木，C5～C7 椎颈部肌肉紧张压痛，舌淡红，苔薄白，脉弦沉。西医诊断：颈椎病脊髓型。中医诊断：痹症（颈痹）。中医辨证：肝肾亏虚，风寒湿瘀痹阻经络。治法：滋补肝肾，祛风寒除湿化瘀，通络止痛。

处方　羌活15 g，白芷10 g，威灵仙15 g，桑枝30 g，葛根30 g，白芥子10 g，胆南星10 g，桃仁10 g，赤芍10 g，川芎10 g，延胡索10 g，制草乌（先煎）6 g，熟地黄、枸杞子、山茱萸、菟丝子、狗脊15 g。7剂，水煎服，每日1剂，分2次服。

二诊　2019年9月8日。诉上方加减服用20剂后，颈项脊背强痛、手臂手指麻木等症状消失。随访2个月未见复发。

按　颈椎病的病因病机在于本虚标实。多为肝肾不足、脾肾虚寒导致气血筋骨失养而发病，此为病之本虚。体虚容易导致风邪乘虚入侵，风痰相搏，痰瘀阻络，血脉瘀滞乃为病之标。治标从风痰瘀而治，求本宜补肝肾、健脾胃、益气血。常用基础方如下：羌活、白芷、威灵仙、桑枝、葛根、白芥子、胆南星、桃仁、赤芍、川芎、延胡索。本方融祛风涤痰、活血通络之品于一炉，能调达肢体、通畅血脉，其中羌活、白芷、威灵仙祛风除湿，畅通经络之气，桑枝通络止痛，善治上肢的风湿痹痛，葛根升阳解肌，善治项背强痛，白芥子、胆南星祛风化痰利气，桃仁、赤芍、川芎、延胡索活血化瘀止痛。此外还要注意补肝肾、健脾胃、益气血，多用熟地黄、枸杞子、山茱萸、菟丝子、狗脊、莲子、党参、黄芪、当归、麦冬等。

颈椎之病有虚实之不同，邪正之进退，病邪偏重各异，或瘀滞或风寒或痰湿或本虚，一定要在辨证的基础上进行治疗。除了中药辨证治疗颈椎病之外，提高疗效最好采用综合治疗手段，还可以配合膏药敷贴、中药汽化熏蒸、推拿按摩、针刺、艾灸及适当的颈椎牵引、理疗等，患者还需注意避风寒、使用合适的枕头、勿过度疲劳、注意姿势等日常保健。

医案 86

张某某，男，80 岁，2018 年 2 月 5 日。

初诊 主诉：腰腿痛 2 个月。病史：老年男性，腰腿痛 2 个月，劳累活动时明显，向右侧下肢放射，腰部怕冷，大便 1 日一次，夜尿多，3~4 次/晚。腰椎 MRI：腰椎退行性变；L5/S1 椎间盘膨出并向右后突出，硬膜囊前缘受压。舌淡苔白腻，脉细缓。西医诊断：腰椎间盘突出症。中医诊断：痹症（腰痹）。中医辨证：肝肾不足，气滞血瘀。治法：益肝肾、活血化瘀、祛风止痹。

处方 续断丸加减。续断 10 g，葛根 10 g，天麻 10 g，丹参 15 g，防风 10 g，杜仲 10 g，通草 3 g，没药（包煎）6 g，乳香（包煎）6 g，附子（先煎）5 g，当归 10 g，川楝子 10 g，白芍 10 g，桑寄生 15 g，川牛膝 15 g，独活 6 g，桂枝 10 g，细辛 3 g。7 剂，水煎服，每日 1 剂，分 2 次服

二诊 2018 年 2 月 13 日。服药 3 剂开始腰痛好转，舌淡红苔白，脉细缓。继续原方服用 10 剂，3 个月后电话随访未再发作。

按 年老体衰，以致肾精亏损，无以濡养筋脉而出现腰痛。肾虚其本也，风寒湿热痰饮，气滞血瘀闪挫其标也。治疗以续断丸益肝肾、活血化瘀、祛风止痹。方中以续断补肝肾、行血消肿、生肌止痛为君；附子温里祛寒，通利血脉为臣，独活辛苦微温，长于祛下焦风寒湿邪，蠲痹止痛，防风、通草、葛根祛风散寒胜湿，细辛、桂枝辛温发散，祛寒止痛；佐以桑寄生、牛膝、杜仲补益肝肾，强壮筋骨；当归、白芍、川芎、丹参养血活血；配合乳香、没药化瘀止痛，甘草调和诸药。此方补肾活血，温阳散寒，使得腰痛缓解，标本兼治，效果颇佳。

医案 87

朱某，女，51 岁，2018 年 10 月 15 日。

初诊 主诉：腰痛 1 周。病史：患者 1 周前搬重物后出现腰部持续性胀痛，向左大腿后侧放射，活动明显受限，平素畏冷，食欲可，睡眠差，大小便正常。腰椎 X 线片：腰椎退行性变；L5/S1 椎间盘突出。查：左侧直腿抬高试验 60°阳性。舌质淡，苔白腻，脉滑。西医诊断：腰椎间盘突出症。中医诊断：痹症（腰痹）。中医辨证：寒湿痹。治法：温经散寒，通络止痛。

处方 桂枝 5 g，白芍 30 g，威灵仙 30 g，独活 10 g，木瓜 10 g，川牛膝 15 g，制川乌（先煎）10 g，徐长卿 20 g，乳香（包煎）10 g，没药（包煎）10 g，生姜 10 g，大枣 3 枚。7 剂，水煎服，每日 1 剂，分 2 次服。

二诊 2018 年 10 月 22 日。症状好转，原方续服用 7 剂，水煎服，每日 1 剂，分 2 次服。

按 痹症的主要病机是气血痹阻不通，筋脉关节失于濡养，需区分寒热。该案例乃痹症之寒湿痹，故以桂枝温经散寒，威灵仙、独活祛风除湿，制川乌散寒止痛，乳香、没药活血通络。

医案 88

高某某，女，74 岁，2018 年 12 月 3 日。

初诊 主诉：腰部疼痛不适 10 年，加重伴双下肢疼痛 1 个月。病史：近 10 年来反复发作腰部胀痛不适，常因天气变冷或劳累后发作，平卧或休息后稍有缓解，无明显放射痛。曾到当地医院诊为"腰椎退行性病变"，予理疗、止痛等治疗有所好转，但易反复发作。约 1 个月前因受凉腰痛再发，并放射至双下肢后外侧，伴腰部活动受限。平素畏冷，精力欠佳，四肢冰冷，饮食一般，夜尿每晚 2~3 次，大便正常，睡眠欠佳，眠浅易醒。既往患有"原发性高血压"20 余年，血压控制尚可。2018 年 4 月腰椎 CT：腰 4/5 及腰 5/骶 1 椎间盘突出。查：腰前屈与后伸活动受限，腰背肌紧张，腰 4/5 及腰 5/骶 1 椎棘间及棘旁压痛（+），双下肢直体抬高试验（+），肌力、肌张力均正常。舌暗淡，苔白腻，脉沉弦。西医诊断：腰椎间盘突出症。中医诊断：痹症（腰痹）。中医辨证：肾虚血瘀气滞。治法：补肾活血，理气止痛。

处方 制川乌（先煎 30 分钟）10 g，山茱萸 12 g，金樱子 12 g，黄芪 30 g，枸杞子 30 g，杜仲 10 g，补骨脂 10 g，当归 12 g，水蛭 5 g，蜈蚣（研末，冲服）2 条，香附 10 g，青皮 10 g，乌药 12 g，檀香 6 g，小茴香 8 g，延胡索 12 g，安痛藤 30 g，桂枝 10 g，泽泻 10 g。7 剂，水煎服，每日 1 剂，分 2 次服。

二诊 2018 年 12 月 10 日。述腰腿痛明显好转。舌淡，苔白腻，脉沉弦。继续服用前方 7 剂巩固疗效。

按 肾气亏虚而发腰痛，多见于产后失血或调养不当，或平日姿势不当，久坐劳累，或房劳精竭而损耗肾之精气，导致气血亏虚、肾气不足、经络失养而致腰痛，类似西医的"腰肌劳损""腰肌筋膜炎""腰椎骨质增生"等病，临床表现为腰部疼痛以腰部两侧为主，病情缠绵反复，腰痛隐隐而作，喜按喜揉喜温，遇劳累、久坐、久站、久行而加剧，伴神疲乏力，腰酸腿软，治疗多选用补气益肾活血通络止痛之品。该例患者为肾虚气血瘀滞引起的腰腿痛，经 CT 诊断明确为"腰椎间盘突出症"，其腿痛为腰椎间盘突出兼受凉后引起的"坐骨神经痛"，中医辨证属肾虚腰痛兼有寒湿瘀痹，方中制川乌温阳散寒、宣痹止痛，黄芪补气温阳，山茱萸、金樱子、枸杞子、补骨脂、杜仲补肾强腰，当归、水蛭、延胡索化瘀活血止痛，香附、青皮、乌药、檀香、小茴香理气止痛，蜈蚣、安痛藤祛风化湿通络，桂枝温痛经络，泽泻化湿泻浊。

医案 89

吴某某，男，36岁，2019年12月24日。

初诊　主诉：腰腿痛半年，加剧1周。病史：近半年来常常觉得腰骶部酸胀作痛，伴有左下肢从臀部到大小腿的后外侧麻木胀痛，尤其是受凉或者久坐后犹甚，1周前因为弯腰拖地后感到腰腿痛加剧，不能转侧，行走有些困难，赶紧到医院检查，腰椎的MRI检查示：L4/L5及L5/S1椎间盘向左后突出，硬膜囊轻度受压，并椎管狭窄。平素身体尚可，坐得多，饮食及二便正常。查：腰L4/L5及L5/S1棘突旁压痛。舌淡红，苔薄白，苔根白腻，脉弦滑。西医诊断：腰椎间盘突出症。中医诊断：腰痹。中医辨证：风寒湿瘀，痹阻经络。治法：祛风祛湿散寒，化瘀通络。

处方　木瓜20 g，当归20 g，丹参20 g，鸡血藤30 g，透骨草30 g，安痛藤30 g，香附10 g，延胡索12 g，乳香（包煎）10 g，没药（包煎）10 g，独活20 g，威灵仙20 g，山茱萸20 g，薏苡仁30 g，川牛膝12 g，茯苓15 g，泽泻10 g。7剂，水煎服，每日1剂，分2次服。

二诊　2019年12月31日。诉服药后腰腿痛稍有减轻，腰腿痛遇寒则加剧，热敷感觉要减轻很多。舌淡红，苔白，脉沉弦。

处方　制川乌（先煎30分钟）6 g，麻黄6 g，木瓜20 g，透骨草30 g，安痛藤30 g，香附10 g，延胡索12 g，当归20 g，丹参20 g，鸡血藤30 g，乳香10 g，没药10 g，土鳖虫10 g，独活20 g，威灵仙20 g，山茱萸20 g，川牛膝12 g，茯苓15 g，泽泻10 g。7剂，水煎服，每日1剂，分2次服。

嘱咐加用针灸、推拿及红外线 TDP 理疗。

三诊 2020 年 1 月 7 日。诉服用二诊方后腰腿痛明显好转，可以转侧腰部，已经能正常行走。嘱咐继续服用二诊处方加骨碎补 15 g，枸杞子 20 g，菟丝子 30 g，杜仲 20 g，7 剂巩固疗效。

按 此例患者根据症状可以辨证为寒湿腰痹，以腰腿疼痛，不能转侧，遇寒加剧，得热则缓，舌淡，苔白为辨证要点，治疗上以散寒宣痹，化瘀止痛为主要原则，辅以祛风除湿，滋补肝肾。方中麻黄、川乌散寒止痛，当归、丹参、鸡血藤、乳香、没药、土鳖虫等活血通络止痛，香附、延胡索理气止痛，独活、威灵仙、安痛藤、透骨草祛风除湿，通络止痛，牛膝活血通络，木瓜化湿舒筋，引药下行至病所，茯苓、泽泻渗湿利水，减轻神经水肿，山茱萸通利血脉，滋补肝肾，骨碎补、枸杞子、菟丝子、杜仲补肾益精壮骨。

平日姿势不当，久坐劳累，或者跌打闪挫、用力不当等皆可损伤腰部或腰附近经络，使恶血留着于经络，气血瘀滞不畅，而发腰痛，类似西医的"腰部软组织扭挫伤""腰椎间盘膨出或突出""腰椎间盘滑脱"等病，总体的治疗思路为化瘀通络，有时加散寒化湿，有时加祛风化痰，还要配合补肝脾肾固本。治标都是活血化瘀通络，及散寒除湿，祛风化痰等，固本则腰肌劳损重补肝脾，腰突、骨质增生重补肾健骨。该病例久坐伤肾络，兼感寒湿之邪，加用力不当而发作腰腿痛，其肝肾亏虚为本，寒湿瘀阻经络为标，治疗时急性发作期以活血化瘀、散寒除湿，通络止痛为主，疼痛好转后则宜补益肝肾、壮腰强骨为治。

医案 90

彭某某，男，36 岁，2018 年 4 月 1 日。

初诊 主诉：腰痛 1 个月。病史：1 个月前因用力抬举重物后出现腰痛，后又受凉，渐渐腰痛加剧并伴有左下肢麻木疼痛，故前来就诊。现证见腰痛痛剧，喜温，不能弯腰或转侧，俯仰欠利，行走困难，食欲及二便正常。腰椎 CT 示：L4/L5、L5/S1 腰椎间盘突出，压迫硬膜囊。查：直腿抬高左 15°，右 85°，左足背感觉减退，舌淡红，苔白微腻，脉沉细。西医诊断：①腰椎间盘突出症，②坐骨神经痛。中医诊断：痹症（腰痹）。中医辨证：寒湿瘀血内阻经络。治法：散寒除湿止痛，活血化瘀通络。

处方 制附片（先煎 30 分钟）10 g，狗脊 15 g，杜仲 15 g，川牛膝 10 g，防己 10 g，威灵仙 15 g，党参 15 g，当归 10 g，赤芍 10 g，乳香（包煎）10 g，没药（包煎）10 g，三七（研粉兑服）4 g，蜈蚣 2 条，水蛭 6 g，安痛藤 15 g，木瓜 6 g，麻黄 3 g。14 剂，水煎服，每日 1 剂，分 2 次服。

二诊 2018 年 4 月 22 日。述服用前方 14 剂后腰腿痛消失，今因外感前来就诊。

按 外伤型腰痛多有跌打闪挫、用力不当等外伤史。如见腰痛较剧或隐隐胀痛，转侧俯仰不利，遇寒多加重，得热则缓，辨证多为寒湿血瘀腰痛，药用制附片或制川乌、狗脊、杜仲、牛膝、防己、威灵仙、党参、当归、赤芍、乳香、没药、三七、蜈蚣、水蛭、安痛藤等，起到散寒除湿止痛，活血化瘀通络之效。

本案患者为外伤引起的腰腿痛，经 CT 诊断明确为"腰椎间盘突出症"，其腿痛为腰椎间盘突出兼受凉后引起的"坐骨神经痛"，中医辨证属腰痹之寒湿淤痹，以腰痛剧烈，不能转侧，行走困难，遇寒则剧，得热痛缓，脉沉，苔白为临床特点，方中乌头、麻黄散寒宣痹止痛，狗脊、杜仲补肾强腰，当归、赤芍、乳香、没药、三七、水蛭等化瘀活血止痛，防己、威灵仙、安痛藤祛风化湿通络，川牛膝活血通络、引血下行，木瓜化湿舒经。

医案 91

吴某某，女，78 岁，2019 年 5 月 6 日。

初诊　主诉：双下肢疼痛 1 年，加重伴乏力半个月。病史：患者双下肢疼痛 1 年，左侧尤甚，四末怕冷，伴有腰酸、双下肢乏力，不能久行久立，饮食睡眠一般，二便可。查：舌尖红、苔薄白，脉弦细。西医诊断：下肢疼痛查因。中医诊断：痹症。中医辨证：寒邪痹阻、肝肾亏虚。治法：温经散寒、补益肝肾。

处方　当归 12 g，桂枝 9 g，白芍 12 g，细辛 3 g，木通 8 g，吴茱萸 8 g，仙茅 15 g，补骨脂 15 g，菟丝子 15 g，肉苁蓉 12 g，锁阳 12 g，水蛭 5 g，红花 19 g，龟甲 12 g，胡芦巴 15 g，巴戟天 15 g。7 剂，水煎服，每日 1 剂，分 2 次服。

按　痹病，系以肢体经络为风寒湿热之邪所闭塞，导致气血不通，经络痹阻，引起肌肉、关节、筋骨发生疼痛、酸楚、麻木、重着、灼热、屈伸不利，甚或关节肿大变形为主要临床表现的病证。以潮湿、高寒之地，或气候变化之时，罹患者为多。治疗上总以祛邪活络，缓急止痛为其大法。对于风胜者用散风之品，当中病即止，不可多用，以防风燥之剂伤阴、燥血、耗气；寒胜者在散寒的同时，须结合助阳之品，使其阳气充足，则血活寒散，滞通痹畅而病愈；湿胜者，在渗湿化浊的同时，佐以健脾益气之品，使其脾旺能胜湿，气足无顽麻；热胜者，以清泄郁热为主，佐以活血通络，须防苦寒伤阳、滞湿之过；病久入络者，本着"治风先治血，血行风自灭"之理调之，须配伍扶正药物。

本案患者为老年女性，关节疼痛，畏寒，腰酸乏力，乃寒邪痹阻，肝肾亏虚之象。故方中以当归养血和血；桂枝温通经脉，芍药益阴和营；细辛、山茱萸散表里内外之寒邪；通草入经通脉；补骨脂、菟丝子、龟甲补益肝肾；仙茅、肉苁蓉、锁阳、胡芦巴温肾阳、强筋骨、祛寒湿。

医案 92

姜某，女，39 岁，2018 年 10 月 17 日。

初诊 主诉：右膝关节反复疼痛半年。病史：患者于半年前无明显诱因出现右膝关节胀痛，下楼梯、下蹲、受凉后及夜间疼痛加重，热敷后疼痛可缓解，曾在湘雅三医院骨科就诊，查膝关节 MRI 示"膝关节退行性病变，右膝关节腔少量积液"，予"氨基葡萄糖""塞来昔布"口服，"玻璃酸钠"关节腔注射，疼痛稍有缓解，但仍然反复发作。为求中医治疗，遂来我科就诊。患病以来，患者无自汗盗汗，饮食可，睡眠欠佳，二便正常。膝关节 MRI：膝关节退行性病变，右膝关节腔少量积液。查：面色晦暗，右膝关节局部略肿胀，不红，关节活动可。舌质暗，苔白，脉弦涩。西医诊断：膝关节退行性病变。中医诊断：痹症（膝痹）。中医辨证：气滞血瘀。治法：行气活血，通络止痛。

处方 独活 10 g，桑寄生 15 g，川牛膝 15 g，骨碎补 15 g，丹参 25 g，茯苓 15 g，白及 15 g，乳香 10 g，没药（包煎）10 g，水蛭 5 g，炙甘草 6 g。7 剂，水煎服，每日 1 剂，分 2 次服。

二诊 2018 年 10 月 24 日。症状好转，续服用 7 剂，水煎服，每日 1 剂，分 2 次服。

按 膝关节退行性病变常见于中老年女性，因关节疼痛影响其活动及日常生活，给患者造成苦恼。本案患者之疼痛表现为胀痛，面色晦暗，舌质暗，脉弦涩，为气滞血瘀之症。方中独活祛风止痛，骨碎补、桑寄生补肾健骨，水蛭、丹参、乳香、没药活血化瘀为主，川牛膝活血化瘀，引药下行，白及可促进修复生长，诸药合用，共奏行气活血，通络止痛之效。

医案 93

黎某某，女，55 岁，2019 年 12 月 15 日。

初诊 主诉：反复左膝内侧疼痛 5 年，再发 1 周。病史：近 5 年反复发作左膝内侧疼痛，发作时局部膝关节稍有肿胀，无法弯曲膝盖，活动受限，曾在骨科诊断"膝关节滑膜炎"。近一周因天气变冷而觉左膝疼痛再发，热敷后稍觉痛减。平素站立较多，久站后容易发作。睡眠欠佳，饮食及二便正常。查：左膝关节稍肿胀，前伸后曲轻度受限，余无阳性体征。舌质苍老而暗滞，边齿痕，苔白腻脉弦细。西医诊断：膝关节滑膜炎。中医诊断：痹症（膝痹）。中医辨证：寒湿痹。治法：祛寒除湿，活血化瘀，通络止痛。

处方 牛膝 15 g，独活 15 g，木瓜 15 g，骨碎补 15 g，鸡血藤 30 g，乳香（包煎）10 g，没药（包煎）10 g，土鳖虫 10 g，泽泻 15 g，茯苓 30 g，威灵仙 15 g，寻骨风 15 g，延胡索 12 g，细辛 3 g。7 剂，水煎服，每日 1 剂，分 2 次服。

二诊 2019 年 12 月 22 日。述左膝痛明显减轻，肿胀也有所消退，仍觉疼痛。舌脉同前。予原方加黄芪 30 g，当归 15 g，制川乌（另包，先煎 30 分钟）10 g，草薢 15 g。7 剂，水煎服，每日 1 剂，分 2 次服。

三诊 2019 年 12 月 29 日。述左膝痛基本消除，无明显肿胀，嘱咐二诊方继续服用 5 剂巩固效果。

按 慢性膝关节滑膜炎是临床常见病，容易反复发作，治疗上颇为棘手。《内经·素问·痹论》：风寒湿三气杂合而为痹也，其风气胜者为行痹，寒气胜者为痛痹，湿气胜者为着痹也。该例患者遇天冷则症状加剧，得热则症状缓解，痛著且痛在膝盖，为寒湿痹无疑，寒湿阻络，气滞血瘀为标，但年老肝肾亏虚、气血不足为发病之本。治疗上要标本兼顾，祛寒除湿、活血化瘀，通络止痛，还要补益气血，滋养肝肾，否则疗效不易巩固。方中制川乌、细辛温阳祛寒止痛，茯苓、泽泻、萆薢利水、祛湿，鸡血藤、乳香、没药、土鳖虫、延胡索活血祛瘀，理气止痛，牛膝、木瓜引药下行膝盖，且祛风湿通经络，独活、威灵仙、寻骨风祛风除湿通络止痛，黄芪、当归、骨碎补益气补血壮骨治本。诸药合用，而收全功。

医案 94

贺某某，女，33 岁，2018 年 10 月 24 日。

初诊　主诉：小产后下肢冷痛 3 个月。病史：患者 3 个月前行人流术后常感下肢冷痛不适，怕风，经前症状尤为明显。神倦乏力，喜食温热食物，行经时血块多，食欲、睡眠一般，小便清长，大便常不成形。曾自行在家中试用中药泡脚（具体用药不详），效果不甚明显，经人介绍来诊。双下肢血管彩超、双下肢肌电图检查均未见异常。舌质暗，舌苔白润，脉沉迟。西医诊断：下肢冷痛查因。中医诊断：痹症。中医辨证：阳虚血瘀。治法：温经散寒，祛瘀养血。

处方　吴茱萸 5 g，桂枝 5 g，川芎 10 g，当归 15 g，白芍 15 g，赤芍 10 g，牡丹皮 10 g，法半夏 10 g，人参 10 g，麦冬 10 g，炮姜 5 g，阿胶（烊化）10 g，细辛 3 g，通草 5 g，大枣 5 枚，炙甘草 6 g。7 剂，水煎服，每日 1 剂，分 2 次服。

二诊　2018 年 10 月 31 日。患者症状缓解，原方续服 7 剂，水煎服，每日 1 剂，分 2 次服。

按　妇女小产，正气亏虚而易致虚寒内生，吴茱萸、桂枝温经散寒，通利血脉，其中吴茱萸功擅散寒止痛，桂枝长于温通血脉，共为君药。当归、川芎、赤芍活血祛瘀，养血调经；牡丹皮既助诸药活血散瘀，又能清血分虚热，共为臣药。阿胶甘平，养血止血，滋阴润燥；白芍酸苦微寒，养血敛阴，柔肝止痛；麦冬甘苦微寒，养阴清热。三药合用，养血调肝，滋阴润燥，且清虚热，并制吴茱萸、桂枝之温燥。人参、大枣、甘草益气健脾，以资生化之源，阳生阴长，气旺血充；通草通经脉，以畅血行；半夏、炮姜辛开散结，通降胃气，以助祛瘀调经；其中生姜又温胃气以助生化，且助吴茱萸、桂枝以温经散寒，以上均为佐药。甘草尚能调和诸药，兼为使药。

医案 95

高某某，男，75 岁，2019 年 2 月 12 日。

初诊 主诉：反复关节疼痛 1 个月

病史：患者近 1 个月出现双足趾渐及踝关节、膝关节红肿疼痛，口苦，咽干，畏寒恶热，夜尿频，便秘，无烟酒史。血尿酸：761 μmol/L。舌质暗红，苔根白厚，脉弦。西医诊断：痛风。中医诊断：痹证。中医辨证：脾肾两虚，痰瘀内结。治法：温补脾肾，利水化瘀。

处方 济生肾气丸合四妙散加减。苍术 15 g，黄柏 10 g，牛膝 10 g，薏苡仁 15 g，泽泻 6 g，茯苓 10 g，车前子（包煎）10 g，葛根 10 g，当归 10 g，秦艽 12 g，杜仲 10 g，桑寄生 15 g，木通 15 g，黄芪 15 g，蒲公英 6 g。7 剂，水煎服，每日 1 剂，分 2 次服。

二诊 2019 年 2 月 20 日。经用上方加减化裁后，患者关节痹痛明显好转，但仍小便频多，午后足肿甚，夜间神不安，舌淡暗，苔白滑，脉弦，修改处方如下：熟地黄 15 g，山茱萸 10 g，白参 10 g，附子（先煎）6 g，木通 10 g，茯苓 10 g，山药 10 g，牡丹皮 10 g，泽泻 6 g，牛膝 10 g，肉桂

5 g，猪苓 10 g，薏苡仁 15 g，车前子 10 g，大黄（后下）10 g。10 剂，水煎服，每日 1 剂，分 2 次服。

随访 2 个月未见急性发作，3 月 15 日复查，血尿酸下降为 472 μmol/L。

按 本案患者主诉关节红肿疼痛，痛风病史，因此不难诊为痛风性关节炎。患者表现为畏寒恶热之寒热错杂现象，此为年岁已高，肾虚不固，水湿不化，脾失健运，水液内停，日久化热，痰瘀内结，闭阻关节，故出现舌质暗红，苔白厚，脉弦之征，正属脾肾两虚，痰热瘀内生之本虚标实之象。治疗以加味四妙散加减祛湿除痹，清热化瘀，健脾益肾为主，兼以宽中理气，润肠通便。二诊患者关节疼痛明显好转，尿酸水平降低，提示发作期已缓解，经上方调节，痰热瘀邪均有所散解，但患者年岁已高，肾本已虚，加之脾虚湿滞，水湿运行不畅，内留成痰饮，故出现午后足肿、舌淡苔白滑、脉弦诸症。治疗重在温补脾肾，利水渗湿，兼以润肠通便。后期经济生肾气丸加减治疗后，随访未再复发。

医案 96

吴某某，女，57 岁，2020 年 5 月 24 日。

初诊 主诉：全身游走性发冷 10 年。病史：患者 10 年前无明显诱因逐渐出现全身游走性发冷现象，以左上肢以及头皮冷感最为明显，夏天不敢吹空调和风扇，5 年前曾行子宫切除术，之后又出现双侧脚掌心发热，在家常脱鞋打赤脚方觉缓解。10 年间多次就诊于长沙、北京各大医院，多以桂附姜辛等温阳重剂，均无缓解。现症见：左上肢以及头皮发冷，小腹冷，脚心燥热，夜间睡眠差，梦多，易疲劳出汗，情绪低落，舌暗淡，苔白稍腻，脉沉弦，两尺弱。西医诊断：植物神经功能紊乱。中医诊断：痹证。中医辨证：肝脾不和，寒热错杂。治法：调和肝脾，温经通络，凉血除蒸。

处方 柴胡 12 g，白芍 20 g，当归 30 g，茯苓 30 g，茯神 30 g，桂枝

12 g，薄荷 6 g，香附 12 g，路路通 10 g，细辛 3 g，干姜 8 g，小茴香 10 g，乌药 12 g，徐长卿 15 g，全蝎 8 g，黄柏 10 g，地骨皮 12 g，上方服用 10 剂，自觉小腹发冷明显减轻，睡眠改善，脚心燥热消失，仍感疲劳，左上肢以及头皮仍有发冷现象，二诊仍宗前方，去黄柏、地骨皮、增仙鹤草、鸡血藤，守方 20 余剂，诸症尽解。

按 此为寒热错杂，肝脾不和案例，患者游走性发冷以左上肢和头皮为主，并未全身性普遍发冷，脉沉弦，观其前方多为桂附姜辛等，然而疗效欠佳，局部发冷，应以疏通为主，温阳次之，故以柴胡、白芍、当归、香附、薄荷、路路通、徐长卿、全蝎疏肝理气，疏通经络，加全蝎因其久病入络，加入搜剔之品，事半功倍，同时以桂枝、细辛、干姜、小茴香、乌药温通，弃用附子之峻烈回阳，因"有是证用是药"，虽有阳虚之表现，但远未达到用附子的程度，眠差梦多，茯苓、茯神健脾安神，脚心燥热，曾行子宫切除术，阴不足于下，故有骨蒸之热，予黄柏、地骨皮退热除蒸。

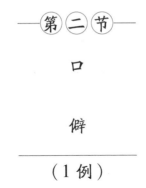

第二节

口

僻

（1例）

医案 97

潘某，女，39岁，2018年10月15日。

初诊　主诉：口眼㖞斜1日。病史：患者昨日在乘汽车途中，开窗且途中睡着而受风，晚上突然感到右侧面部肌肉拘紧，右口角向左侧㖞斜。既往体健。头部MRI未见明显异常。查：一般情况可。右侧面部板滞，麻木感，额纹消失，右眼闭合不全，右口角向左侧㖞斜，不能鼓腮，饮水有漏水现象。舌淡红，苔薄白，脉浮。西医诊断：面神经炎。中医诊断：口僻。中医辨证：风邪袭表。治法：祛风通络。

处方　白附片6g，全蝎6g，白僵蚕12g，葛根15g，桂枝9g，白芍9g，生姜9g，大枣3枚，炙甘草6g。7剂，水煎服，每日1剂，分2次服。

二诊　2018年10月22日。口眼㖞斜明显好转，原方续服用7剂，水煎服，每日1剂，分2次服。

按　本病的发生主要原因是因为"正气"相对虚于内，头面部受风寒之邪侵袭所致。正如《诸病源候论》中所言，"偏风口歪是体虚受风，令口歪僻也"。风寒之邪侵袭人体，引起经络阻滞，气血痹阻于经脉之中，导致筋脉失养而使本病发生。该患者为脉络空疏，卫外不固，风邪乘虚而入以致中经络。桂枝加葛根汤既可以解肌祛风，又可疏经通络，以缓解经脉的拘急，与治疗面神经炎的专方"牵正散"合用，祛风通络止痉，疗效迅捷。

第九章——五官病类

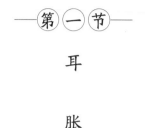

耳

胀

（1例）

医案 98

李某某，男，52岁，2019年7月5日。

初诊 主诉：反复耳鸣2年。反复耳鸣2年余，耳鸣声音大，无听力下降，伴有头晕头重，口苦，口干，入睡困难。大小便正常。舌红苔薄白，脉细弦。西医诊断：耳鸣查因。中医诊断：耳胀。中医辨证：肝肾不足。治法：滋阴补肾，疏肝通窍。

处方 六味地黄汤合小柴胡汤加减。熟地黄15 g，山茱萸10 g，山药10 g，泽泻10 g，牡丹皮15 g，茯苓10 g，柴胡10 g，法半夏10 g，黄芩10 g，龟甲10 g，白芷10 g，僵蚕10 g。7剂，水煎服，每日1剂，分2次服。

二诊 2019年7月12日。诉耳鸣有改善，为继续巩固疗效再次就诊，舌淡苔薄白，脉细弦。

处方 原方续服7剂。回访1年内该症未再发作。

按 年长者发病耳鸣，病程长多存在肝肾不足，但常伴有兼证。方中以六味地黄汤为主，补肾益精、滋阴潜阳。伴有口苦等肝经症状，再配合柴胡苦平，入肝胆经，疏肝理气，黄芩清泻邪热，半夏和胃降逆，白芷为引经药物，治疗头面诸症。龟甲咸、甘，归肝肾心经，滋阴潜阳补肾，僵蚕以搜风通络，合用能滋阴补肾疏肝通络，效果佳。该患者经标本兼治后症状缓解，未再发作。

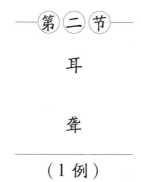

第二节

耳

聋

（1 例）

医案 99

陈小平，男，63 岁，2019 年 4 月 15 日。

初诊 主诉：突发耳鸣伴听力下降 1 周。病史：患者 1 周前无明显诱因突发耳鸣，听力下降，伴头昏，稍恶心感，稍心悸。饮食睡眠欠佳，二便可。查：舌淡苔白，脉弦细。西医诊断：神经性耳聋。中医诊断：耳聋。中医辨证：脾胃不足，肝肾亏虚。治法：益气补脾、滋补肝肾。

处方 蔓荆子 10 g，升麻 6 g，葛根 15 g，生晒参 10 g，炙黄芪 30 g，磁石 30 g，龙齿 30 g，龟甲 12 g，水蛭 5 g，红花 10 g，补骨脂 15 g，菟丝子 15 g，胡芦巴 15 g，桑椹 12 g。7 剂，水煎服，每日 1 剂，分 2 次服。

按 中医学认为肾开窍于耳，并自古有"肾主耳"之说。《景岳全书》早就指出"肾气充足，则耳目聪明，若多劳伤血气，精脱肾惫，必致聋聩。故人于中年之后，每多耳鸣，如风雨，如蝉鸣，如潮声者，是皆阴衰肾亏而然"。患者为老年男性，以耳鸣听力下降为主症，以虚证为主。方中以生晒参、黄芪益气补脾，升麻、葛根、蔓荆子升阳，龟甲、补骨脂、胡芦巴、桑椹滋补肝肾，水蛭、红花活血通络，磁石、龙齿镇静安神。

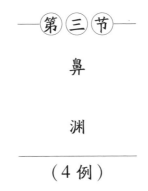

第三节

鼻

渊

（4例）

医案 100

赵某，男，35岁，2018年10月17日。

初诊　主诉：反复前额疼痛、鼻塞半年，再发1周。病史：患者于半年前感冒后经常出现前额疼痛、鼻塞，每因受凉而加重，在湘雅三医院耳鼻喉科诊断为"鼻窦炎"，日常予生理盐水鼻腔冲洗，症状有缓解，但时常反复。近1周因感冒上述症状再发，故来就诊。现症见前额闷痛，鼻塞，头晕，纳差，乏力，口干。头部MRI：额窦慢性炎症。舌质红，舌苔薄黄，脉浮滑。西医诊断：，慢性鼻窦炎。中医诊断：鼻渊。中医辨证：太阳少阴合病。治法：外解表邪，温化内饮，和解少阳。

处方　麻黄10 g，制附片（先煎）10 g，细辛5 g，柴胡10 g，黄芩10 g，法半夏10 g，党参15 g，羌活10 g，防风10 g，生石膏（包煎）30 g，猪苓15 g，生姜3片，大枣3枚。7剂，水煎服，每日1剂，分2次服。

二诊　2018年10月24日。症状有改善，舌质淡红，舌苔白，脉滑。热象已去，故去生石膏，加茯苓、炒白术各15 g，以加强利湿效果，续服用7剂，水煎服，每日1剂，分2次服。

按 鼻渊一病往往因外感风寒，郁而化热，外邪引动宿饮，内外合邪，属太阳与少阴合病。因为太阳与少阴相表里，少阴寒饮，复加太阳外邪，缠绵难愈。少阳为太阳入三阴的枢机，枢机不利，则邪不外出而内陷。本病案患者反复缠绵不愈，多因素有痰饮内停，复感风受寒引发。初诊时遇有风寒入侵，郁而化热，故先用麻黄附子细辛汤温阳解表，石膏清解郁热，小柴胡汤和解疏利。郁热得清，则加用健脾利湿之茯苓、猪苓、白术以杜生痰之源。实为肝脾肾三阴综合治疗。

医案 101

李某，女，29 岁，2019 年 11 月 20 日。

初诊 主诉：反复前额痛伴流脓浊涕 10 年，再发一周。病史：反复前额痛伴流脓浊涕 10 年，再发一周。曾在医院诊断为"鼻窦炎"，常因为受凉感冒而诱发加重，因畏惧手术治疗，而采取药物治疗，症状反复发作，近一周头痛流黄浊涕症状再发，伴鼻子塞，服抗生素效果不佳而求中药治疗。平素容易感冒，鼻子通气尚可，脓涕多，嗅觉减退，时有前额痛。饮食及二便尚可。查：前额压痛，舌质稍红，边有齿痕，苔黄腻，脉弦滑。西医诊断：慢性鼻窦炎。中医诊断：鼻渊。中医辨证：肺肝郁热，脾虚有湿。治法：清肝泻肺，健脾除湿。

处方 柴胡 10 g，龙胆 6 g，栀子 6 g，黄芩 10 g，薄荷 6 g，苍耳子 10 g，辛夷 10 g，防风 10 g，前胡 10 g，天花粉 15 g，薏苡仁 15 g，桔梗 10 g，生甘草 3 g。7 剂，水煎服，每日 1 剂，分 2 次服。

二诊 2019 年 11 月 27 日。服药一周，诉流脓涕、头痛等症状明显好转，舌质稍红，边有齿痕，苔薄腻，脉弦滑。二诊予处方：党参 15 g，白术 10 g，茯苓 15 g，龙胆 6 g，栀子 6 g，黄芩 10 g，辛夷 10 g，防风 10 g，前胡 10 g，天花粉 15 g，薏苡仁 15 g，桔梗 10 g，生甘草 3 g。

三诊　2019 年 12 月 10 日。上方连服半月，诸症消失。

按　鼻渊的治疗以通窍、排脓、化湿、疏风、清热、止痛等方法为主，久病伤正，还可以佐以扶正之品。董克礼教授治疗此病临床常用基本处方为：辛夷 10 g，防风 10 g，前胡 10 g，天花粉 15 g，薏苡仁 15 g，桔梗 10 g，生甘草 3 g。方中辛夷散风宣肺而通鼻窍，现代医学证明此药有收缩鼻黏膜的作用，配伍防风加强祛风，风热风寒皆可使用，前胡辛苦微寒，降气化痰通窍，配伍桔梗，一开一降，祛痰排脓。薏苡仁甘淡渗湿，清肺健脾排脓，且生津润燥，合天花粉加强消肿排脓，生甘草泻火解毒，调和诸药，与桔梗配伍祛痰利咽。随证加减：气虚加黄芪、白术，鼻塞严重加细辛、藿香，咳嗽加杏仁、浙贝母，分泌物黄稠加瓜蒌、冬瓜子，黏膜水肿加茯苓、泽泻，黏膜红肿加牡丹皮、赤芍。

慢性鼻窦炎发病时以祛邪为主，注重通窍、祛涕痰及止痛。通窍药如辛夷、细辛、麻黄、苍耳子等，能去鼻塞，止痛药如白芷能止头痛，缓解期鼻炎症状好转，则要酌情增加扶正之品，以解除余邪。通窍药常用前胡、苍耳子、石菖蒲、路路通、细辛等，化湿选藿香、薏苡仁、茯苓、泽泻，疏风选辛夷、防风、白芷、薄荷等，清热选黄芩、黄柏、牡丹皮等，化瘀选赤芍、丹参、川芎等，排脓药有天花粉、白芷、桔梗等，头痛则按部位不同而分经用药，如前额痛选白芷、藁本，颞部痛选白芍、白蒺藜、柴胡；头顶或枕部选蔓荆子，眼眶痛选决明子、青葙子。用补益药时要注意邪热重时进补宜缓，或配伍疏散药，以免留邪；脾气不足，宜配伍健脾理气药防呆滞。在使用苍耳子时要注意，此药有小毒，不能久用。

医案 102

彭某某，男，45 岁，2019 年 1 月 7 日。

初诊　主诉：鼻塞、流浊涕、呼吸不畅 4 余年，加重半年。病史：4 年前起经常鼻塞、流浊涕、呼吸不畅，时发时缓，久治不愈，在医院诊断为"慢性鼻窦炎"，近半年感觉鼻塞、流浊涕等症状加重，尤其是受凉感冒后症状明显加剧，因畏惧手术，想吃中药治疗，故前来就医。现症见鼻塞，时流黄脓浊涕，呼吸不畅，头晕眼胀，嗅觉也减退，精力欠佳，饮食及二便基本正常。查：鼻黏膜充血肿胀，前额及眼眶压痛，余无明显阳性体征。舌暗红，苔黄厚腻脉滑弦。西医诊断：慢性鼻窦炎。中医诊断：鼻渊。中医辨证：痰瘀湿热壅阻鼻窍。治法：祛痰化瘀，清热利湿，宣肺通窍。

处方 丹参 10 g，三棱 10 g，莪术 10 g，瓜蒌 20 g，辛夷 15 g，苍术 15 g，苍耳子 10 g，薄荷 10 g，桃仁 10 g，藿香 10 g，佩兰 15 g，石菖蒲 15 g，细辛 3 g，黄柏 10 g，乌梅 10 g，白芷 10 g，川芎 10 g，羌活 10 g，白术 15 g。7 剂，水煎服，每日 1 剂，分 2 次服。

二诊 2019 年 1 月 15 日。诉鼻塞、流黄脓涕症状稍有减轻，觉口渴，仍觉呼吸不畅，头晕眼胀。舌暗红，苔黄厚腻脉滑弦。

处方 辛夷 15 g，防风 10 g，前胡 10 g，天花粉 15 g，薏苡仁 15 g，桔梗 6 g，黄芪 15 g，白术 15 g，瓜蒌 10 g，冬瓜子 10 g，茯苓 10 g，泽泻 10 g，赤芍 10 g，牡丹皮 10 g，藿香 10 g，佩兰 15 g，石菖蒲 15 g。7 剂，水煎服，每日 1 剂，分 2 次服。

三诊 2019 年 1 月 22 日。诉服用上方后鼻塞、流黄浊涕、头晕眼胀、口渴等症状皆有减轻，呼吸较前顺畅很多，嗅觉也有好转，心情很舒畅。舌稍暗，苔黄腻，脉滑弦。效不更方，嘱以二诊方继续服用 7 剂巩固疗效。

四诊 2019 年 1 月 29 日。患者诉鼻塞、流涕、头晕眼胀、口渴等症状基本缓解。舌淡红，苔薄黄，脉滑弦。

处方 辛夷15 g，防风10 g，前胡10 g，天花粉15 g，薏苡仁15 g，桔梗6 g，黄芪15 g，白术15 g，生甘草6 g。继续服用7剂善后。

按 鼻渊之病机常因感受风热湿毒，邪毒壅滞鼻窍，导致鼻膜肿胀，气道不利，湿热交蒸，浊涕不断，阳明经气不利则前额鼻旁胀痛，肝胆郁火上逆则头目胀痛，久病伤津耗气，患者常头晕口渴，易感外邪。鼻渊的治法以清泄为主，运用清热、化湿、通窍、排脓、疏风、活血等方法；因久病伤正，还需佐以扶正益气养阴，补益肺脾。该病例辨证为痰瘀湿热壅阻鼻窍，治疗以祛痰化瘀，清热利湿，宣肺通窍为主，首诊方中丹参、三棱、莪术、桃仁、川芎、瓜蒌活血祛瘀化痰，辛夷、薄荷、藿香、佩兰、石菖蒲、黄柏清热除湿化浊，苍耳子、白芷、细辛、羌活祛风通利鼻窍，苍术、白术健脾利湿，乌梅养阴。二诊到四诊，在祛痰排脓化瘀，清热利湿，宣肺通窍基础上酌情加入黄芪、白术补益肺脾之气，方中辛夷配防风散风邪通鼻窍，前胡配桔梗降气化痰，排脓通窍，薏苡仁配天花粉渗湿健脾排脓、生津润燥排脓，瓜蒌、冬瓜子清热祛痰排脓，赤芍、牡丹皮清热活血化瘀，藿香、佩兰、石菖蒲芳香除湿开窍，茯苓、泽泻健脾利湿排浊，生甘草泻火解毒，祛痰利咽，调和诸药。因辨证准确，用药得当，多年痼疾终获良效。

治疗鼻渊之症，辨证时要点：①辨头痛之部位，前额痛属阳明，巅顶痛或者眶上连眼球后痛属厥阴，颞部痛属少阳，枕部痛属太阳；根据头痛部位之不同而选用适当引经药。②辨鼻内分泌物性状，黄脓涕为肺火痰热，清稀涕为虚寒。③辨鼻黏膜色泽，鲜红高突为郁热，暗红而干燥为血瘀或阴虚火旺，淡白水肿为气虚痰湿。鼻渊用药经验：不管鼻渊之寒热虚实，必须用通窍、排脓之法，通窍药常选苍耳子、石菖蒲、路路通；排脓药选天花粉、白芷、桔梗、薏苡仁；鼻塞严重者，可加细辛、藿香；分泌物黄稠可加瓜蒌、冬瓜子；黏膜水肿较剧，加茯苓、泽泻；黏膜红肿加牡丹皮、赤芍。再根据具体辨证，加入清热或者祛寒，攻邪或者扶正之品。

医案 103

张某某，男，21 岁，2019 年 6 月 11 日。

初诊　主诉：反复鼻塞鼻痛 3 年余。病史：患者诉经常鼻塞、鼻痛 3 年余，曾在当地医院诊断为"慢性鼻窦炎"，常用抗过敏药和消炎药治疗，当初有效久之则效果不明显，为求治疗，前来就医。现症见：鼻塞时轻时重，时有脓血涕，经常感冒，自汗恶风。舌淡苔薄白脉弱。西医诊断：慢性鼻窦炎。中医诊断：鼻渊。中医辨证：气虚血瘀证。治法：益气补肺，活血化瘀。

处方　玉屏风散合桂枝茯苓丸。黄芪 20 g，白术 15 g，防风 10 g，川芎 15 g，桂枝 10 g，茯苓 10 g，白芍 10 g，牡丹皮 10 g，桃仁 10 g。5 剂，水煎服，每日 1 剂，分 2 次服。

二诊　2019 年 6 月 17 日。鼻塞明显好转，鼻痛减轻，又以前方 10 剂继服。

三诊　2019 年 6 月 27 日。脓血鼻涕已止，鼻痛不明显，又以前方 10 剂继服。并嘱患者起居避风寒，注意保暖，防止鼻炎复发。

按　玉屏风散是益气固表的有效代表方，桂枝茯苓丸是活血化瘀的有效代表方。所以，玉屏风散合桂枝茯苓丸可以用于治疗气虚、血瘀的鼻炎。患者鼻塞，鼻痛如针刺，流脓血鼻涕，舌暗淡，辨为瘀血，经常感冒，汗出恶风，辨为气虚，所以选用玉屏风散补益肺气，加上桂枝茯苓丸活血化瘀。药证合拍，效果显著。

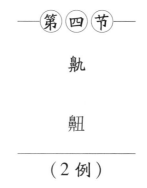

（2 例）

医案 104

肖某，男，5 岁，2018 年 10 月 17 日。

初诊　主诉：鼻塞 1 年，打鼾 2 个月。病史：患儿 1 年前感冒后反复出现鼻塞，冬春季节较重，在湘雅三医院耳鼻咽喉科诊断为"变应性鼻炎""腺样体 3 度肥大"，建议手术治疗，家属因觉年龄太小，不想手术，长期使用鼻腔喷雾剂，症状时轻时重；2 个月前出现睡眠时打鼾，遂来诊。足月剖宫产，按时接种疫苗，自幼易感冒。现症见：鼻塞，睡觉时张嘴呼吸，时有鼾声，食欲一般，大便偏干，小便正常。查：精神欠佳，面色萎黄，舌质淡红，苔白腻，指纹淡白。西医诊断：变应性鼻炎。中医诊断：鼻鼽。中医辨证：脾肾阳虚。治法：温肾健脾。

处方　党参 15 g，茯苓 8 g，炒白术 8 g，陈皮 5 g，法半夏 5 g，炙麻黄 3 g，制附片（先煎）5 g，细辛 3 g，桂枝 3 g，赤芍 5 g，牡丹皮 5 g，桃仁 3 g，炙甘草 5 g。7 剂，水煎服，每日 1 剂，分 2 次服。

二诊　2018 年 10 月 24 日。患儿鼻塞、打鼾均有减轻，续服用 7 剂，水煎服，每日 1 剂，分 2 次服。

按　患者鼻塞，鼻为肺窍，症状在手太阴肺，本在足太阴脾和足少阴肾。脾肾阳虚，痰湿内生，土不生金，肺气失宣，发为鼻鼽。治以温补脾肾，培土生金。黄元御的《四圣心源》："中气之治，崇阳补火，则宜参、姜，培土泻水，则宜甘、苓。"主方为六君子汤，健脾祛湿，理气化痰。患者平素易感冒，为脾肾阳虚，加入麻黄附子细辛汤温肾助阳，散寒解表；桂枝茯苓丸化瘀消癥以消散增大之鼻甲。诸药合用，脾肾阳复，肺金得养，宣降正常，诸症自愈。

医案 105

刘某，男，19 岁，2018 年 10 月 10 日。

初诊　主诉：反复鼻出血 1 周。病史：患者诉近 1 周反复出现鼻出血不止，每次要用棉花塞住才能停止。现症见：面部发热，眼睛发红，大便也有灼热感。舌红苔黄，脉偏数。西医诊断：鼻出血。中医诊断：鼻衄。中医辨证：血热证。治法：凉血止血。

处方　泻心汤合十灰散。大黄 10 g，黄连 10 g，黄芩 10 g，栀子 10 g，藕节 20 g，白茅根 20 g，茜草 15 g，小蓟 15 g，大蓟 15 g，白芍 10 g，生甘草 10 g。5 剂，水煎服，每日 1 剂，分 2 次服用。

二诊　2018 年 10 月 16 日。服药 5 剂后，患者鼻血已止，又以前方 5 剂继服巩固。

按　泻心汤是《金匮要略》治疗血热出血证的基础方，可以治疗血证。研究表明，泻心汤可以抑制血小板聚集，促进止血，改善微循环。十灰散是血热妄行出血症的有效代表方。该患者面色通红，面部发热，眼睛发红，舌红苔黄，脉数一系列血热之相。故以泻心汤清热泻火，凉血止血，十灰散凉血止血，诸药相互为用，效果显著。

—第五节—

口

疮

（5例）

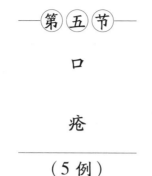

医案 106

张某某，男，48岁，2018年8月6日。

初诊 主诉：反复口腔溃疡2年。病史：患者自述反复2年口腔溃疡，每次持续时间一两周不好，疼痛明显影响进食，一般清热解毒治疗效果不好。现症见：舌边溃疡疼痛，溃疡大，底红，唇边有烧灼感，大便正常，小便可。睡眠一般。舌淡红苔稍黄边有齿痕，脉滑数。西医诊断：口腔溃疡。中医诊断：口疮。中医辨证：脾虚有热。治法：健脾清热。

处方 柴平汤加减。柴胡10g，法半夏10g，黄芩10g，桑白皮10g，栀子10g，茯苓10g，陈皮10g，甘草6g，苍术10g，厚朴10g，鸡内金10g，生石膏（包煎）20g，生地黄10g。7剂，水煎服，每日1剂，分2次服。

二诊 2018年8月13日。诉疼痛缓解，可进食，目前疱疹灼热感明显改善，较前明显减少，还未完全消退。舌边有齿痕，淡苔薄白，脉滑数。嘱忌辛辣生冷。嘱原方续服7剂巩固。半年后电话回访未再发作。

按 口疮多为心胃火热上冲，但舌淡边有齿痕，提示脾虚夹湿，本病虚实挟杂，若单纯用苦寒清热之剂难获良效。柴平汤既健脾化湿以培本，又清热泻火以治标，标本兼治，方能获得显著效果。方中以苍术、法半夏燥湿、芳香运脾，柴胡、黄芩、桑白皮、栀子清热，柴胡偏于辛透，生石膏、黄芩、桑白皮、栀子偏于清肺胃之火。其中加生地黄常用于口疮治疗可以清心火滋阴益肾，厚朴偏于下气，陈皮偏于调中，加鸡内金味甘性平，入脾胃膀胱经，消食健胃。生甘草清热和中，调和诸药。诸药共用可健胃祛湿、清热泻火而获良效。患者经二诊症状改善，疱疹消退，结合饮食调整，避免生冷辛辣，不食用肥甘厚味，减轻脾胃负担，才能真正达到控制口疮发作的目的。

医案 107

郁某某，女，45 岁，2018 年 10 月 17 日。

初诊 主诉：反复口腔溃疡半年。病史：患者近半年来反复出现口腔溃疡，疼痛昼轻夜重，曾在湘雅三医院口腔科诊断为"复发性口腔溃疡"，予局部用药后，症状时好时坏，伴心悸心烦，失眠多梦，健忘，眩晕耳鸣，腰膝酸痛，咽干口燥，大便干，小便黄。查：口腔舌、腭见多处溃疡，颜色淡红或灰白，形状不一，大小不等。舌红苔薄黄，脉细数。西医诊断：复发性口腔溃疡。中医诊断：口疮。中医辨证：虚火上炎。治法：滋补肾水，清热泻火。

处方 黄柏 10 g，知母 10 g，山药 15 g，茯苓 10 g，山茱萸 10 g，生地黄 25 g，牡丹皮 10 g，泽泻 10 g，甘草 5 g。7 剂，水煎服，每日 1 剂，分 2 次服。

二诊 2018 年 10 月 24 日。症状好转，原方续服用 7 剂，水煎服，每日 1 剂，分 2 次服。

按 《素问·至真要大论》有"火气内发，上为口糜"的记载，临床中口腔溃疡亦多从"火"论治。但须知火邪有实火与虚火之分，因此，在治疗过程中，不能一味使用黄连、黄芩、大青叶等苦寒之品。该患者的特点是口腔溃疡反复发作，伴心悸心烦，失眠多梦，健忘，眩晕耳鸣，腰膝酸痛，咽干口燥，大便干，小便黄，说明其火邪是阴虚导致阳偏亢引起的虚火，火邪只是表象，本质是阴虚，因此以"知柏地黄汤"滋补肾水，清热泻火。

医案 108

曹某某，女，5岁，2018年8月5日。

初诊 主诉：反复口腔溃疡半年余。病史：家长代述患者自4岁半起，常反复口腔溃疡，溃疡多发于舌尖部或下唇内侧，色灰白，呈椭圆形，边缘淡红，发作时痛而不欲食，口腔微臭，倦怠乏力，食欲减退，睡眠不安，大便正常，小便稍黄。查：舌尖部及下唇内侧各见一个约 0.5 cm×0.4 cm 溃疡，色灰白，呈椭圆形，边缘淡红，舌淡红，苔微黄腻，脉濡细数。西医诊断：复发性口腔溃疡。中医诊断：口疮。中医辨证：脾胃虚弱，心脾阴虚。治法：健脾化湿，滋阴清热。

处方 太子参9 g，白术9 g，茯苓9 g，炒麦芽15 g，白扁豆9 g，熟地黄15 g，麦冬9 g，当归6 g，白芍6 g，佩兰9 g，车前子6 g，泽泻6 g，五倍子6 g，黄连3 g，肉桂（冲服）1 g。7剂，水煎服，每日1剂，分2次服。

二诊 2018年8月12日。述服用前方后患儿口腔溃疡疼痛减轻，溃疡面缩小，饮食改善，精神好转，睡眠好。大便不干，小便微黄。舌淡红，苔薄黄，脉濡细数。嘱勿食用辛辣刺激发物，继续服用前方7副，水煎服，每日1副，分2次服。

按 董克礼教授认为复发性口疮一病，虚证、实证皆可见，而虚证为多，寒证热证皆可见，而热证为多。该病儿反复发作口腔溃疡半年余，口腔溃疡面较小而深，色带灰白，周围淡红，不肿胀，口涎不多，口臭轻微，全身症状轻微，大便如常，小便微黄，苔微黄腻，脉濡细数，故考虑为阴虚为主的口疮。幼儿口疮，多因脾胃虚弱，内有积滞，或长期消化不良而并发口疮，治疗宜注意健脾化湿、消导和胃，兼清绛虚火。该例病儿因脾胃运化失健而生湿浊，化源不足而致心脾阴虚，虚火上炎兼湿邪上泛腐蚀口腔肌膜而成口疮，治疗上宜健脾消食，滋阴清热，化湿敛疮，方中太子参、白术、茯苓、炒麦芽、白扁豆等健运脾胃，熟地黄、麦冬、当归、白芍滋养阴血，佩兰、车前子、泽泻醒脾化湿，五倍子燥湿敛疮，黄连、肉桂一阴一阳，一寒一热，互相配合增强脾胃运化吸收，调整脏腑阴阳平衡。

医案 109

贾某某，男，72 岁，2018 年 10 月 24 日。

初诊 主诉：反复口腔溃疡 1 年余，再发 3 日。病史：近 1 年来反复口腔黏膜及舌头边尖部溃烂，伴有口黏腻不爽，大便偏溏，食欲一般，偶有头晕目眩，口干咽干，腰酸，烦热。查：舌头边尖可见 2~3 个圆形或椭圆形溃疡，周围充血不很明显，痛不厉害，舌质偏红，苔黄腻，脉濡数。西医诊断：口腔溃疡。中医诊断：口疮。中医辨证：阴虚兼有湿热。治法：滋阴清热除湿。

处方 知柏地黄汤合甘露饮加减。生地黄 30 g，山茱萸 10 g，白术 10 g，茯苓 10 g，泽泻 10 g，牡丹皮 10 g，黄柏 10 g，知母 10 g，天冬 15 g，麦冬 15 g，石斛 15 g，枳壳 10 g，黄芩 10 g，茵陈 20 g，生甘草 10 g，土茯苓 30 g。7 剂，水煎服，每日 1 剂，分 2 次服。

二诊　2018 年 10 月 31 日。诉口腔溃疡明显好转，头晕目眩，口干咽干，腰酸，烦热等症状减轻。查：舌边尖溃疡明显缩小，周围充血不很明显，无痛，舌质偏红，苔薄腻，脉濡数。

处方　原方继续服用 7 剂，水煎服，每日 1 剂，分 2 次服。

按　本案为虚火口疮，其特点是发病缓慢，或者反复发作，病程一般比较长，溃疡数量不多，散在，周围充血不明显，疼痛不剧烈，不影响饮食。病因常常是脾阴不足或肝肾阴虚，亦有心阴虚者，临床根据症状的不同而辨证论治，部分病情复杂，兼有郁火或者湿热，则在滋阴的基础上要配合清热祛湿治疗。阴虚口疮临床多见，脾阴虚者，症状见口粘不欲饮水，大便先硬后溏，舌质红或淡红，苔黄腻，脉濡数或濡细，多用甘露饮如生地黄、熟地黄、天冬、麦冬、石斛、黄芩、茵陈等；肝肾阴虚者多伴有头晕目眩，健忘失眠，耳鸣胁痛，口干，五心烦热等证，方用知柏地黄丸、一贯煎；如果是心阴虚多见失眠多梦，心悸胸闷，可以用天王补心丹。

医案 110

刘某某，男，20 岁，2017 年 4 月 12 日。

初诊　主诉：反复口腔溃疡 2 个月。病史：患者诉口腔溃疡时轻时重，每次服用清火药如上清丸就会好转，过段时间又出现。现症见：口腔内多处口腔溃疡，大的如绿豆大小，小的如针尖大小，溃疡中心凹陷，周围红晕，表面有淡黄色假膜，灼热疼痛，大便干结，伴口苦。舌质红，苔黄腻，脉滑。西医诊断：口腔溃疡。中医诊断：口糜。中医辨证：脾胃积热证。治法：清泻积热，调理脾胃。

处方　大承气汤合清胃散加减。大黄（后下）10 g，厚朴 20 g，枳实 5 g，芒硝 10 g，黄连 6 g，升麻 10 g，生地黄 20 g，当归 6 g，牡丹皮 10 g，石膏（包煎）30 g，玄参 10 g。5 剂，水煎服，每日 1 剂，分 2 次服。

二诊 2017 年 4 月 18 日。口腔溃疡好转，大便干结较前好转。

处方 大黄（后下）5 g，芒硝 10 g，黄连 6 g，升麻 10 g，生地黄 20 g，当归 6 g，牡丹皮 10 g，石膏（包煎）30 g，玄参 10 g，甘草 5 g。7 剂，水煎服，每日 1 剂，分 2 次服。

三诊 2017 年 4 月 28 日。溃疡痊愈，大便畅通，为巩固疗效，继续 7 剂服用。随访半年未复发。

按 患者口腔溃疡，灼热疼痛，舌红苔黄辨为热，再根据腹胀，大便干结辨为积热蕴结。脾胃积热，循经上攻致口腔溃疡，方以大承气汤清解积热，导热下行，以清胃散清透积热，兼以凉血散瘀。生石膏增强泻脾胃积热，玄参清热凉血，解毒消肿。

—第(六)节—

喉

痹

（4例）

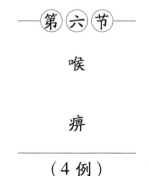

医案 111

王某，女，47岁，2018年10月15日。

初诊 主诉：反复咽部不适2年余。病史：患者2年前无明显诱因出现咽部不适，如有物梗，吞之不下，吐之不出，心烦易怒，胸闷呕恶，口苦、纳呆，大小便正常。喉镜：慢性咽炎。舌质红，苔黄腻，脉弦滑而数。西医诊断：慢性咽炎。中医诊断：梅核气。中医辨证：气郁痰结。治法：行气开郁，清热化痰。

处方 柴胡6g，瓜蒌15g，法半夏10g，黄芩10g，黄连3g，制香附10g，山豆根10g，薄荷（后下）5g。7剂，水煎服，每日1剂，分2次服。

二诊 2018年10月22日。症状好转，原方续服用7剂，水煎服，每日1剂，分2次服。

按 梅核气是肝失条达、气郁气滞，脾失健运，聚湿生痰，肺胃宣降失常，痰气互结于喉而发病。气郁痰凝为本案的基本病机，治以行气开郁，清热化痰。

医案 112

江某某，女，33 岁，2018 年 11 月 19 日。

初诊 主诉：反复咽干痒痛半年余。病史：近半年余反复咽喉部干涩伴痒痛不适，觉有异物感，伴有声音嘶哑、口苦口干，偶咳嗽，无痰或少量黏痰难咯。多方服用中药或西药不效。曾检查明确为"慢性咽喉炎"，平素好食辛辣香燥之食，大便干燥，小便尚正常。喉镜：慢性咽喉炎。查：咽后壁可见淋巴滤泡增生，色暗红。舌暗红，苔薄白，脉细弦。西医诊断：慢性咽喉炎。中医诊断：喉痹。中医辨证：阴虚火旺。治法：滋阴降火，利咽解毒。

处方 金银花 30 g，连翘 15 g，淡竹叶 10 g，荆芥 10 g，牛蒡子 12 g，薄荷 6 g，甘草 5 g，桔梗 10 g，芦根 15 g，山豆根 15 g，黄连 10 g，黄芩 10 g，胖大海 10 g，人参须 5 g，麦冬 12 g，夏枯草 30 g。7 剂，水煎服，每日 1 剂，分 2 次服。

二诊 2018 年 11 月 26 日。述咽喉干涩痒痛明显好转，大便仍然较干，但较前易解。舌暗红，苔薄白，脉细弦。

处方 北沙参 15 g，生地黄 30 g，玄参 18 g，麦冬 18 g，山慈菇 10 g，山豆根 10 g，黄芩 10 g，桔梗 10 g，射干 10 g，牛蒡子 10 g，甘草 5 g。继续服药 7 剂，水煎服，每日 1 剂，分 2 次服。

三诊 2018 年 12 月 3 日。述咽喉不适基本缓解，大便通畅。查：咽后壁淋巴滤泡明显缩小，舌稍红，苔薄白，脉细弦。

处方 北沙参 15 g，太子参 10 g，玄参 15 g，麦冬 18 g，山慈菇 10 g，

桔梗 10 g，射干 10 g，胖大海 10 g，甘草 5 g。嘱服中药 5 剂巩固疗效。

按　咽喉是肺胃之门户，肺胃阴虚往往引起喉痹，出现咽部异物感，咽红、干燥、痒痛、音哑等症状，治疗阴虚喉痹，滋养肺胃之阴的北沙参、麦冬、芦根、玄参、生地黄等为治疗本病的主药，桔梗、射干、牛蒡子、山豆根、甘草宣肺利咽、疏散风热、化痰清热解毒乃治疗咽喉部位的要药，夏枯草、山慈菇清热解毒散结，诸药共奏滋阴降火，利咽解毒，散结消肿之功。此病例因为嗜好辛辣燥热之食品，导致阴液耗损，阴虚火旺，虚火上炎，日久成喉痹，结于咽喉，导致咽部不适，有异物感，痒痛干涩，治疗应该用养阴清肺、利咽散结之法，治疗阴虚喉痹要避免使用辛燥伤阴耗津之品，益气不可升阳，健脾不用温燥，尤其素体阴虚者，更要注意，故用药总在甘寒滋润、养胃润肺升津，缓缓图功，此外戒口为治愈本病之关键，如不戒口则易反复发作。

医案 113

陈某某，男，42 岁，2019 年 1 月 14 日。

初诊　病史：患慢性咽炎 20 余年，主要表现为咽干燥，咽痛不适，近 1 周因为劳累后再发，尤其夜里咽喉干痛，灼热感，口干唇燥，鼻干，微咳无痰、失眠多梦，小便黄，大便稍干。既往慢性鼻炎。查：咽部后壁黏膜暗红，有淋巴滤泡增生。舌红少苔，脉细数。西医诊断：慢性咽喉炎。中医诊断：喉痹。中医辨证：肺胃阴虚。治法：滋养肺胃，清热润燥利咽。

处方　北沙参 15 g，天花粉 30 g，桔梗 10 g，白芍 10 g，射干 10 g，玄参 10 g，川贝母 10 g，牡丹皮 10 g，乌梅 10 g，麦冬 15 g，生地黄 30 g，肉桂 3 g，甘草 6 g。7 剂，水煎服，每日 1 剂，分 2 次服。

二诊　2019 年 1 月 21 日。诉咽干咽痛及口干舌燥等症好转，仍微咳，偶有失眠，上方加百部、杏仁、首乌藤、酸枣仁、远志，继续服用7剂后诸症消失。

按 治疗慢性咽炎董克礼教授常用经验方为：北沙参、天花粉、桔梗、白芍、射干、玄参、川贝母、牡丹皮、甘草。方中桔梗、甘草、射干为治疗咽喉疾病的要药，射干疏风清热、化痰利咽，桔梗宣肺化痰利咽，引药上行达病所，甘草清热解毒利咽，调和诸药，北沙参、天花粉、白芍滋养肺胃之阴，玄参滋阴降火，解毒利咽散结，川贝母润燥化痰散结，牡丹皮泻火清肝。

此病例咽喉干痛，灼热感，口干唇燥，鼻干，微咳无痰、失眠多梦，小便黄，大便稍干，舌红少苔，脉细数，为典型的阴虚型咽炎，故在经验方基础上加生地黄、麦冬、乌梅等养阴润燥之品，并加肉桂引火归元，并补脾升阳，增益气血，托毒生肌，促进痊愈。

慢性咽炎看似小病，实则复杂，急性咽炎多数外感风热，或热毒犯咽，治疗较易，慢性则多因阴虚火旺，虚火上扰导致，滋阴降火基础上一定要加少量肉桂引火归元，滋阴要根据脉证考虑是滋补肺胃肾中的哪些脏腑，脾虚，气血不足从脾论治，用大剂量黄芪可以获显效，取其升阳，濡养，托毒，生肌之用。

医案 114

张某某，男，20岁，2018年9月2日。

初诊 主诉：反复咽部不适3年余。病史：患者诉近3年反复出现咽部不适，劳累后加重，曾在耳鼻喉科行喉镜检查诊断为"慢性咽炎"，多次服用中西药物，效果不明显。现症见咽喉不利，如有物阻，咳痰不爽，量少，色白。舌质胖，苔薄腻，脉沉弦。西医诊断：慢性咽炎。中医诊断：梅核气。中医辨证：痰阻气郁证。治法：顺气消痰，降泄散结。

处方 半夏厚朴汤加减。半夏 20 g，厚朴 10 g，茯苓 10 g，紫苏叶 10 g，桔梗 10 g，薄荷 10 g，甘草 6 g，生姜 5 片。6 剂，水煎服，每日 1 剂，分 2 次服。

二诊 2018 年 9 月 10 日。服药后，咽喉症状好转，以前方 10 剂，继服。

三诊 2018 年 9 月 22 日。患者觉咽喉不利、如有物梗阻的症状解除，以前方 7 剂继服巩固，慢性咽炎痊愈。

按 半夏厚朴汤，主治病变是梅核气。病变部位在咽喉。方中半夏、生姜辛开苦降、利咽化痰，厚朴下气化湿，紫苏叶宽胸，行气解郁。茯苓健脾利湿，桔梗利咽消痰。薄荷开窍利咽，甘草益气和中。方药相互为用，共奏顺气消痰散结之功。

第十章——妇女杂病类

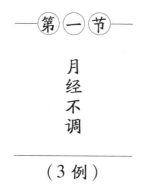

第一节

月经不调

（3例）

医案 115

刘某某，女，38岁，2019年3月9日。

初诊 主诉：月经不调3个月余。病史：诉从3个月前开始，月经量明显减少，经色偏黑，3~4日即净，周期也不规律，多延迟5~10日不等。去年曾经人流2次，既往月经正常。现有腰酸、头晕、失眠、心悸、双耳鸣间断发作，精神疲倦，闷闷不乐，食欲欠佳，稍畏冷，大便干燥，不爽快，小便正常，白带偏多，末次月经为2019年2月17日。查：面色不华，颜面色斑明显，舌淡胖边齿痕，苔白腻脉细滑弦。西医诊断：月经不调查因。中医诊断：月经不调。中医辨证：肝郁肾虚，心脾不足，兼有湿浊。治法：疏肝补肾，补益心脾，养血祛湿。

处方 柴胡6g，白芍15g，补骨脂10g，菟丝子10g，肉苁蓉15g，熟地黄30g，枸杞子15g，杜仲10g，黄芪30g，山茱萸15g，生晒参10g，当归20g，制何首乌20g，白术20g，山药30g，苍术10g，泽泻10g，茯苓15g，郁金10g，牡蛎30g。7剂，水煎服，每日1剂，分2次服。

二诊 2019年3月23日。诉3月18日月经来潮，基本按时，月经量较前增多，颜色暗滞或偏淡红，经期仍腰酸、乏力，但纳谷不香、头晕、失眠、双耳鸣、大便干燥、白带多等症状改善。现月经已净，故二诊。舌淡胖边齿痕，苔白腻脉细沉。

处方　生晒参10 g，当归20 g，制何首乌20 g，白术20 g，山药30 g，茯苓15 g，白芍10 g，丹参15 g，益母草15 g，淫羊藿15 g，菟丝子15 g，香附10 g，陈皮10 g。14剂，水煎服，每日1剂，分2次服。

三诊　2019年4月22日。诉4月17日月经再潮，非常准时，月经色偏暗红，出血畅快，量较之前明显增多，5日后干净。经期头天稍觉腰酸腹胀，之后无明显不适，偶有头晕、耳鸣、心悸，已经很少发作，心情较前开朗不少。舌淡胖边齿痕，苔薄白，脉细弦。服药效果甚佳，无需改方，嘱咐继续服用二诊处方10~15剂巩固疗效，或者改吃归脾丸善后。

按　此例月经不调患者在发病前有多次人流史，胞宫受损，气血大亏，且必兼肝郁肾虚，结合其乏力，头晕、失眠、双耳鸣、大便干燥、舌淡，月经量少、白带多等症状，考虑还有脾虚湿滞兼运化不足、心血亏虚之心脾两虚之候，治疗采用疏肝补肾，补益心脾，养血祛湿之法，以四君子汤、四物汤、六味地黄汤合归脾汤等诸方合方并加减治疗，因辨证准确、用药得当而获良效。

月经不调病因非常多，有因寒、因热、因痰、因瘀、因气郁、因气虚、血虚、阴虚、阳虚等，不一而足，且往往多个病因病机杂合而更显复杂，临床必须仔细辨证。该例患者以月经量少、月经愆期为主诉，曾经流产2次，有腰酸、面色不华、带下清稀而多，头晕，心悸、耳鸣，纳谷不佳、舌淡、脉细等一派虚象，故考虑为气血不足、心脾肾皆虚，加之兼有肝郁，治疗予大补气血，肝心脾肾四脏同调而收全功。

医案 116

张某，女，40 岁，2018 年 3 月 12 日。

初诊 主诉：月经量过多 4 年。病史：患者于 2014 年前行剖宫产，产后 3 个月月经复潮，月经量比孕前明显增多，每日需要使用卫生巾 10 片，色红，有血块，行经 7 日干净。平时月经周期规律，28 日一行，末次月经 2018 年 3 月 5 日。经前腰部酸胀不适，白带量一般，无腥臭味，平素易感冒，常头晕眼花。食纳、睡眠一般，二便正常。舌淡红，苔薄白，脉细。西医诊断：功能性子宫出血。中医诊断：月经过多。中医辨证：脾气亏虚。治法：健脾益气，固冲止血。

处方 黄芪 30 g，党参 15 g，白术 10 g，茯苓 10 g，当归 10 g，白芍 10 g，陈皮 6 g，鸡血藤 30 g，益母草 20 g，炙甘草 8 g。10 剂，水煎服，每日 1 剂，分 2 次服。

二诊 2018 年 4 月 10 日。末次月经 2018 年 4 月 2 日。经量较前减少约 1/3，色暗红，有血块，腰痛不适。舌淡红，苔薄黄，脉细。

处方 熟地黄 10 g，山药 15 g，山茱萸 10 g，茯苓 10 g，牡丹皮 10 g，泽泻 10 g，当归 10 g，白芍 10 g，地骨皮 10 g，益母草 20 g，炙甘草 8 g。7 剂，水煎服，每日 1 剂，分 2 次服。

按 剖宫产后中气受损，行经之时，气随血泄，不能摄血固冲，以致经量过多；素体气虚，脾气不升，清阳之气不能上布，故头晕；气虚则卫外不固，易感受外邪；脾虚及肾，故行经腰部酸胀不适。初诊以异功散健脾益气，当归、白芍、鸡血藤、益母草养血调经。经源于肾，二诊时用归芍地黄汤加减滋补肝肾、养血调经。

医案 117

王某，女，30 岁，2018 年 8 月 23 日。

初诊 主诉：月经量过多半年。病史：患者半年前植入宫内节育器，之后月经量较原来增加一倍左右，每日使用 8 片卫生巾，行经 7~8 日，色暗红，有血块。行经周期尚规律，28~30 日一行，末次月经 2018 年 8 月 7 日。夜寐欠安，大便干结，舌尖红，苔薄白，脉细数。西医诊断：功能性子宫出血。中医诊断：月经过多。中医辨证：肝肾阴虚。治法：滋养肝肾，清热止血。

处方 生地黄 15 g，当归 10 g，川芎 10 g，白芍 10 g，牡丹皮 10 g，地骨皮 10 g，侧柏叶 10 g，沙参 10 g，麦冬 10 g，女贞子 10 g，墨旱莲 20 g，甘草 8 g。10 剂，水煎服，每日 1 剂，分 2 次服。

二诊 2018 年 9 月 15 日。药后行经时间缩短，但经量仍多，末次月经 2018 年 9 月 6 日。夜间难以入眠，心烦，多梦，头晕，大便软，数日一行，舌红少苔，脉细。

处方 生地黄 15 g，当归 10 g，川芎 10 g，白芍 10 g，牡丹皮 10 g，地骨皮 10 g，侧柏叶 10 g，丹参 10 g，首乌藤 30 g，酸枣仁 20 g，甘草 6 g。7 剂，水煎服，每日 1 剂，分 2 次服。

按 胞宫中植入异物，伤及血络，损及肝肾，阴血不足，虚热内生，热扰血海，乘行经之际，迫血下行，故见经量增多，经期延长；虚热内生，上扰心神，则夜寐难安；热灼津亏，肠道失润，故大便干结。初诊以四物汤加地骨皮、牡丹皮凉血养阴清热，侧柏叶凉血止血，二至丸滋养肝肾，沙参、麦冬养肺阴，金能生水。二诊加首乌藤、酸枣仁养心除烦安神，丹参凉血养血活血。

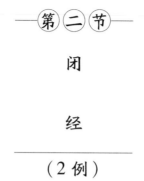

第二节

闭

经

（2 例）

医案 118

宁某，女，27 岁，2018 年 11 月 27 日。

初诊 主诉：闭经 3 个月。病史：既往月经不调 7 年，周期常常不准，延期 10~20 余日，但现在月经已经 3 个月未至，在医院检查排除了妊娠，妇科检查没有发现明显异常，妇科 B 超：子宫及双附件未见异常。曾服用过中药，但未见疗效。现在腰酸腰胀，脱发，精神不振，大便稀薄，食欲欠佳，睡眠不安，多梦，易惊醒。舌淡，边有齿痕，苔薄白，脉细弱。西医诊断：闭经查因。中医诊断：闭经。中医辨证：脾肾两虚，气血不足。治法：健脾补肾，益气养血。

处方 黄芪 50 g，党参 30 g，白术 15 g，茯苓 15 g，当归 15 g，首乌藤 30 g，熟地黄 30 g，菟丝子 20 g，枸杞子 20 g，巴戟天 20 g，香附 10 g，鹿角片 10 g，牛膝 15 g，川芎 10 g，柴胡 10 g，陈皮 6 g。7 剂，水煎服，每日 1 剂，分 2 次服。

二诊 2018 年 12 月 4 日。患者诉服用上方 7 剂后精神食欲较前好转，大便也成形，月经仍未来潮。嘱咐予原方加鸡内金 10 g，继续服用 7 剂，水煎服，每日 1 剂，分 2 次服。

三诊　2018 年 12 月 11 日。患者诉食欲及腰酸腰痛好转，睡眠质量提高，不再有噩梦，精神明显好转。舌色红润，舌边齿痕渐平。嘱咐予前方加路路通 10 g，泽兰 15 g。

四诊　2018 年 12 月 18 日。患者告知服用上方 3 剂后即来月经，月经量尚可，色红，无明显痛经，今日月经基本干净，前来二诊。嘱咐继续服用原方调理巩固 1~2 个月。

按　该病例舌淡脉弱乃血虚之象，神疲乏力，舌齿痕，大便溏乃脾虚之象，气血不足则睡眠不安，恶梦频频，腰酸腰痛，脱发等均为肾虚血弱之证。治疗上以黄芪、党参、白术、茯苓健脾，熟地黄、菟丝子、枸杞子、巴戟天、鹿角片补肾，加用香附、柴胡疏肝解郁、怀牛膝、路路通通经活血、鸡内金、陈皮消食助运，首乌藤安神并疏通经络，取得了很好的临床疗效。

思虑劳倦则伤脾，脾虚则化源不足，气虚血少而渐至闭经；此外多产房劳或先天不足，精血暗耗，损及肝肾，冲任虚损而闭经，常见月经周期延后，渐至闭经，常常伴有腰酸背痛，大便溏，脉沉细或细弱。对于脾肾亏虚气血不足的闭经，光用活血通经之药是无用的，必须从根本上滋养先天肾补足后天脾，待气血充沛之时，加以鸡血藤、当归、泽兰、路路通等活血养血通经之品，月经自然而致。

医案 119

李某，女，23 岁，2019 年 7 月 7 日。

初诊　主诉：月经不调 10 年，闭经 3 个月。病史：自 13 岁初潮起，月经一直不调，周期延长，无规律，月经量少，色暗红或暗黑，未引起重视。近 3 个月月经一直未来，行妇科 B 超检查示：双侧卵巢增大，卵泡数目增多>12 个。妇科激素检查示：T 2.61 ng/mL，FSH 2.7 mIU/L，LH 9.1 mIU/L，

E 140 pmol/L。平素畏冷，手足冰冷。查：体型偏胖，面颊、额头及下颌等部位有少量痤疮。舌淡嫩，苔白腻，脉沉细。西医诊断：多囊卵巢综合征。中医诊断：闭经。中医辨证：脾肾亏虚，痰淤内阻，冲任失调。治法：滋补脾肾，化痰祛瘀，调和冲任。

处方 鹿角胶（另兑）10 g、紫石英15 g，菟丝子15 g，淫羊藿15 g，补骨脂15 g，紫河车10 g，枸杞子15 g，柴胡10 g，香附10 g，党参15 g，白术10 g，茯苓10 g，皂角刺10 g，夏枯草15 g，胆南星10 g，当归10 g，白芍10 g，川芎10 g，炮穿山甲6 g，牛膝10 g。7剂，水煎服，每日1剂，分2次服。

二诊 2019年7月21日。述服用上方后于2019年7月15日月经来潮，颜色偏黑，有少量血块，无明显痛经，昨日月经已经止，故来二诊。稍有乏力，大便偶稀溏。舌淡嫩，苔白腻，脉沉细。

处方 紫石英15 g，菟丝子15 g，淫羊藿15 g，补骨脂15 g，紫河车10 g，枸杞子15 g，柴胡10 g，香附10 g，党参15 g，白术10 g，茯苓10 g，皂角刺10 g，夏枯草15 g，胆南星10 g，当归10 g，白芍10 g，川芎10 g，党参20 g，黄芪30 g。水煎服，每日1剂，分2次服，嘱咐持续服药至少30日。

三诊 2019年8月20日。患者惊喜来告，本月月经居然按期而至，问是否需要继续服用中药巩固治疗。嘱咐月经干净后继续服用第二剂中药2~3个月经周期巩固治疗。

按 中医学认为肾虚是多囊卵巢综合征的根本病机；肾藏精，为元阴元阳之所，主生殖，为月经之本；肾精不足，元阴亏虚，冲任气血乏源，无以下注胞宫，故表现为经水后期或闭经；肾阳虚弱，气化不利，又可水湿内停，或脾阳失于温煦，痰湿内生，或胞宫胞脉气血无以温运而至瘀阻经脉，气血不能下注胞宫而闭经或不孕。多囊卵巢综合征发病除了与肾虚密切相关，还与肝郁、痰湿、血瘀等因素相关。肝肾同源，肾虚不滋肝木，肝失条达则郁，此外，肝郁则肝木不疏脾土，脾失健运，痰湿中阻，肝郁则气滞血瘀，经脉不通，故活血通络化痰也是治疗本病的另一重要方法。治疗多囊卵巢综合征，多选用补肾、疏肝、健脾、化痰、活血，以补肾为主，诸法同施，协同起效。常用药物：补肾阳多选用鹿角胶、紫石英、菟丝子、淫羊藿、补骨脂；补肾精选用黄精、紫河车、枸杞子、女贞子；多佐助白芍滋阴养肝，当归养血活血，川芎活血行气，炮穿山甲活血化瘀，柴胡、香附、牡丹皮疏肝清热、凉血祛瘀，党参、白术、茯苓、皂角刺、夏枯草、胆南星等健脾祛湿化痰散结，炙甘草调和诸药。共奏补肾益精、疏肝健脾、活血化瘀之效，切合病机，疗效较佳。女性生殖系统的调节以肾、天癸、冲任及胞宫的平衡协调关系为枢纽，而肾起主导作用，促排卵的关键在于补肾。补肾是治疗多囊卵巢综合征的主要治疗方法，在月经周期前12日，以补肾阳为主，促进卵泡发育成熟，所以用淫羊藿、鹿角胶、肉从蓉等厚味之品补肾阳，取其温肾助阳、补命门之意；在月经周期后16日，因为肾中之阴精需要在肾中之阳气的作用下逐渐充盛，即所谓阳中求阴，治疗以阴阳双补加活血法为主，进一步促进卵泡成熟和排卵，临近经期时加以通经、引血下行之品如路路通、王不留行、牛膝、穿山甲等，活血通经，有助于发挥补肾药之功效，恢复月经周期的阴阳消长转化。

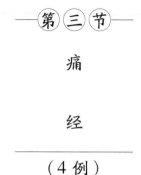

第三节

痛

经

（4 例）

医案 120

刘某某，女，23 岁，2018 年 5 月 6 日。

初诊 主诉：痛经 10 年。病史：患者自 13 岁初潮后即有经行时小腹胀痛下坠感，痛甚剧，月经逾期而来，量少色紫暗夹瘀血块，伴畏寒欲呕，严重时自汗头晕、不能起床，严重影响工作学习。发作时畏冷、腰酸、神疲，面色惨白，曾在妇科诊断为"子宫内膜异位症"。食欲一般，大小便正常。月经估计近日将至。舌淡红，苔白微腻，脉沉细涩。西医诊断：子宫内膜异位症。中医诊断：痛经。中医辨证：寒凝血滞胞宫。治法：温经散寒，活血化瘀。

处方 吴茱萸 6 g，肉桂 3 g，炮姜 10 g，乌药 10 g，桂枝 10 g，当归 10 g，白芍 10 g，川芎 10 g，人参 10 g，艾叶 10 g，小茴香 10 g，蒲黄（包）10 g、五灵脂 10 g，炙甘草 6 g，香附 10 g。7 剂，水煎服，每日 1 剂，分 2 次服。

二诊 2018 年 5 月 13 日。述服用前方 5 剂后月经来潮，小腹胀痛下坠感较之前明显好转，畏冷也改善，月经量较前增多，颜色鲜红，偶夹膜块，精神尚可。舌淡红，苔白微腻，脉沉细。嘱咐其口服乌鸡白凤丸调补，到下次月经来潮前 2~3 日继续服用前方调理痛经，连续巩固 3 个月经周期。

按 寒凝血瘀型痛经临床表现除有气滞血瘀的常见症状外，多伴有形寒肢冷、少腹冷痛，大便或溏等症，经前一两日或经行时小腹冷痛较剧，得热则减，经色暗红或如黑豆汁，量少或行经不畅，脉沉迟，舌苔白，治疗法则是温经散寒、理气活血，处方以温经汤合少腹逐瘀汤加减，常用药物有：制川乌、山茱萸、肉桂、炮姜、乌药、桂枝、当归、芍药、川芎、艾叶、阿胶、牡丹皮、小茴香、蒲黄、五灵脂等。该例痛经患者据其临床表现，辨证为寒凝血滞胞宫，多因经期涉水淋雨或饮食生冷或感受寒邪而致。血因寒而停滞，故经来愆期，寒气瘀滞于下焦，故少腹剧痛，得温痛减，方用温经汤合少腹逐瘀汤加减，意在温通经络，助阳逐瘀，理气活血，故收效颇捷。治疗实证痛经一般宜于经前 3~5 日开始服药直到经期，则效果较明显，宜连续服用几个月经周期以巩固疗效。

医案 121

王某某，女，21 岁，2018 年 11 月 27 日。

初诊 主诉：痛经 5 年。病史：14 岁月经初潮，当时无明显痛经，但 16 岁起无明显诱因出现月经来潮当天小腹及腰部胀痛，尤其下腹坠痛不已，有时痛得无法起床正常学习，伴有恶心，面色苍白，四肢乏力，月经量偏少，有瘀血块，色暗红，一般月经第 3 日后疼痛消失。妇科检查未见明显异常。平素畏冷食欲欠佳，二便尚可。舌淡红，边有齿痕苔白腻，脉沉细弦。西医诊断：痛经查因。中医诊断：痛经。中医辨证：气虚寒凝血瘀。治法：补气温阳，活血行瘀。

处方 黄芪 20 g，党参 20 g，白术 20 g，全当归 15 g，白芍 20 g，牡丹参 30 g，鸡血藤 30 g，生蒲黄 10 g，炒五灵脂 10 g，牛膝 10 g，艾叶 10 g，小茴香 10 g，炙甘草 6 g。5 剂，嘱咐在月经来潮前 3 日左右服用，水煎服，每日 1 剂，分 2 次服。

二诊 2018 年 12 月 11 日。患者诉 12 月 3~9 日月经来潮，服用上方后本月月经来潮时痛经消失，月经量较前增多，颜色转鲜红。乏力畏冷等症状也明显改善，万分高兴，要求巩固治疗。嘱咐予原方加巴戟天 15 g，熟地黄 25 g，在月经来潮前 3 日左右开始服用 3~5 剂，连续服用 3 个月经周期。

按 该病例为痛经的偏虚寒证，气血亏虚多因脾胃虚弱，化缘不足而气血不足，胞脉失养，而致痛经，如果寒邪客于冲任，与血相结，寒凝则血瘀，也可以导致痛经。治疗时要补养气血兼顾温阳驱寒，化瘀止痛。此外，少女痛经多因肾气不充，一般要注意补肾固精。年轻未婚女子痛经，痛时伴有恶心呕吐、冷汗、四肢厥冷等，多伴有面色不华，形体消瘦，此乃肾气不足、脾胃虚弱的表现，治疗时尤其要重视温补脾肾，补肾多用枸杞子、山茱萸、巴戟天、熟地黄等益精之品，健脾黄芪、党参、白术、山药之属。有瘀血者，加泽兰、鸡血藤、蒲黄等，还可以重用白芍合甘草缓急止痛，兼有寒象者，宜加艾叶、小茴香、肉桂等暖宫药。

医案 122

胡某某，女，32 岁，2019 年 1 月 6 日。

初诊 主诉：痛经 10 年余。病史：月经 14 岁 $\frac{6~7\ 日}{30\ 日}$，量中等，色偏暗红有血块。近 10 年来经前一周有乳房胀痛及小腹坠胀感，每逢月经来潮时腹部疼痛，甚至痛剧不能忍受，伴有恶心呕吐，四肢酸冷汗出，下腹喜暖喜按，曾经痛得晕厥 2 次，需要吃止痛药缓解，经期痛剧时需要卧床休息。末次月经 2018 年 12 月 9 日。已婚，曾生育 1 子，人流 1 次。上个月曾在我医院妇科检查诊断为子宫内膜异位证，希望中药治疗。妇科 B 超：子宫后位，大小正常，右侧附件有约 3 cm×4 cm 囊性肿块，边缘不齐，考虑卵巢巧克力囊肿。舌淡，苔薄白，脉细弦。西医诊断：子宫内膜异位症、右侧巧克力囊肿。中医诊断：痛经、癥瘕。中医辨证：寒凝气滞血瘀。治法：温经散寒活血化瘀。

处方　少腹逐瘀汤加减。小茴香 10 g，干姜 10 g，沉香（研末吞服）3 g，当归 15 g，延胡索 10 g，没药（包煎）10 g，川芎 15 g，赤芍 10 g，生蒲黄 10 g，五灵脂 10 g，山茱萸 10 g，细辛 3 g，制附子（先煎 30 分钟）10 g。7 剂，水煎服，每日 1 剂，分 2 次服。

二诊　2019 年 1 月 13 日。患者诉服用上方本月月经来潮时痛经明显减轻，已经不需要服用止痛药，经期无需卧床休息。嘱咐继续服用 1 个月经周期巩固。

三诊　2019 年 2 月 17 日。患者诉现在痛经明显缓解，仅有经期第 2 日轻微下腹痛，复查妇科 B 超示右侧附件囊肿变小为 2.1 cm×2.5 cm。嘱咐继续服用 2~3 个月经周期巩固疗效。

按　子宫内膜异位症是妇科常见病，多见于育龄妇女，有将近一半合并不孕症，卵巢巧克力囊肿是子宫内膜异位在卵巢上的一种特殊形式，在中医学里属痛经、癥瘕、不孕症等范畴，本质属于血瘀症，治疗以活血化瘀为基本治疗原则，根据具体辨证分型的不同，而结合温、补、清、破等治疗方法。子宫内膜异位症治疗必须首先辨证，根据疼痛发生的时间、部位、性质、程度，结合月经的期、量、色、质，还有兼症、舌脉、体质等情况，辨别寒热虚实，如寒凝血瘀、气滞血瘀、气虚血瘀、热郁血瘀等，但不管哪一个证型，血瘀均为主症，贯穿疾病全程，在活血化瘀基础上结合辨证论治，是取得临床疗效的关键。该病例为典型的寒凝气滞血瘀型，故治疗以小茴香、干姜、沉香、山茱萸、细辛、制附子等温经散寒，行气活血化瘀则用当归、延胡索、没药、川芎、赤芍、生蒲黄、五灵脂等药，使寒凝得散，气血运行正常，而疼痛消除，异位的瘀血肿块消散。

医案 123

吴某某，女，22 岁，2016 年 11 月 12 日。

初诊 主诉：痛经 3 年。病史：患者诉 3 年来每次来月经时少腹疼痛难忍，坐立不安，全身出汗，经中西医治疗效果不明显。现症见：少腹胀痛，心烦易怒，经量少，色暗红夹血块，形体消瘦，肌肤甲错。舌暗红，苔薄黄，脉细涩。西医诊断：原发性痛经。中医诊断：痛经。中医辨证：瘀热阻滞。治法：活血化瘀清热。

处方 桃核承气汤加味。大黄（后下）5 g，芒硝 3 g，炙甘草 6 g，桃仁 10 g，桂枝 10 g，通草 6 g，鸡血藤 20 g。每日 1 剂，水煎服，分 2 次服。嘱其在月经来的前 1 周服药，连服 3 个月，3 个周期。后随访行经正常，没有明显痛经。

按 桃核承气汤是治疗瘀热阻滞的名方，方剂具有活血化瘀，通下泄热的作用。该患者表现为月经夹血块，心烦急躁，舌暗红，胎薄黄，脉细涩，辨证为瘀热阻于胞宫，故以桃核承气汤解热去瘀。加通草通利血脉，鸡血藤活血，通脉调经。诸药合用，疗效显著。

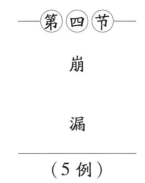

崩

漏

（5 例）

医案 124

朱某某，女，44 岁，2019 年 3 月 12 日。

初诊 主诉：子宫增大伴月经量增多 2 年。病史：近 2 年来月经量较前增多，有时淋漓不净达 10 日，月经周期为 35～40 日。2019 年 2 月妇科 B 超：子宫增大，如妊娠 8 周大小，可见单个肌瘤约 5 cm×6 cm，双附件未见异常。因非常担心子宫肌瘤迅速增大，不希望手术，故求中药治疗。末次月经 2018 年 2 月 15 日。月经量多有紫红色血块，持续 10 余日不干净，伴腹痛腰酸。已婚，曾生育一女，人流 1 次。情绪紧张郁闷，食欲正常，小便频数，大便稀，睡眠尚可。妇科检查：子宫增大，质稍硬，活动无压痛。舌淡嫩边齿痕，苔薄白，脉细弦。西医诊断：子宫肌瘤。中医诊断：崩漏、癥瘕。中医辨证：脾肾两虚，肝郁血瘀，冲任不固。治法：健脾补肾，疏肝解郁，消癥化瘀。

处方 党参 30 g，茯苓 10 g，山药 20 g，香附 10 g，生牡蛎（包，先煎 30 分钟）30 g，续断 15 g，白芍 15 g，桑寄生 15 g，枸杞子 15 g，土贝母 10 g，莲子 30 g，昆布 15 g，海藻 15 g，瓦楞子 15 g，蒲黄 10 g，花蕊石 10 g。7 剂，水煎服，每日 1 剂，分 2 次服。嘱咐连续服用 2 个月。

二诊 2019 年 5 月 12 日。患者诉服用上方 2 个月余，感觉月经量较前减少，5~7 日即净，经期腰酸腹痛等症状好转，复查子宫 B 超，肌瘤约 4 cm×5 cm。嘱咐继续服用 3 个月经周期巩固。

按 子宫肌瘤属中医学癥瘕、崩漏范畴，该病例肌瘤估计已经有 2 年，月经量多，经期延长，淋漓不净，腰酸腹痛，便溏尿频，情绪郁闷，故辨证为脾虚肾亏，肝气不舒，冲任不固，在补肾健脾疏肝的基础上加入软坚散结，活血化瘀之品，短短 2 个月就控制了月经过多的现象，全身症状好转，子宫肌瘤也没有发展。

子宫肌瘤是发病率较高的妇科良性肿瘤，常常引起崩漏、贫血、不孕等症状，肌瘤为有形的癥块，结合月经色暗有块，腹痛等，可以辨别为血瘀症。造成血瘀的原因则可以因寒邪侵袭胞宫，或肝郁气滞导致血瘀，或气虚脾虚导致痰浊内生、血运不利而痰浊瘀血停蓄胞宫日久成肌瘤，因此在治疗肌瘤时要考虑攻补兼施，补消结合，在非经期以活血化瘀、软坚消癥为主，兼顾健脾补气扶正，经期如果月经量多者则补气摄血为主，配合化瘀止血、软坚消癥。

医案 125

谢某某，女，36 岁，2018 年 10 月 16 日。

初诊 主诉：月经淋漓不尽 1 个月余。病史：1 个月前起，因为工作压力过大，休息不好，出现月经经期延长，淋漓不尽至今，在我医院妇科检查诊断为"功能性子宫出血"，因不愿西医注射黄体酮等治疗，特求中医就诊。起病来伴乏力、容易疲倦，腰酸、无明显腹痛，大便小便正常，睡眠欠佳，饮食不佳。舌质淡苔薄白，脉细沉无力。西医诊断：功能性子宫出血。中医诊断：崩漏。中医辨证：脾肾亏虚，气虚不摄血。治法：健脾益肾，补气摄血，引血归经。

处方　炙黄芪 30 g，山茱萸 24 g，炒白术 20 g，山药 30 g，杜仲 15 g，续断 15 g，乌梅 15 g，海螵蛸 15 g，阿胶 10 g，茜草 10 g，炙甘草 10 g，血余炭（包煎）9 g。5 剂，水煎服，每日 1 剂，分 2 次服。

二诊　2018 年 10 月 21 日。诉服药后今日阴道流血已经停止，仍有乏力，易疲劳。嘱咐不要工作压力太大，多休息，避免风寒。予中药继续调补脾肾，兼疏肝解郁、养血调经。

处方　炙黄芪 60 g，山茱萸 24 g，炒白术 20 g，山药 30 g，杜仲 15 g，续断 15 g，阿胶（烊化后兑入服）10 g，当归 10 g，白芍 10 g，熟地黄 30 g，川芎 6 g，炒麦芽 30 g，柴胡 6 g，香附 10 g。继续服用 10~15 剂。

三诊　2018 年 11 月 11 日。诉 11 月 6 日来月经，11 日月经已经干净，经色经量均正常。人感觉精神好多了，食欲也有改善。问是否需要继续服用中药。舌质淡红苔薄白，脉细沉。嘱咐可以继续服用第二诊处方调理 1~2 个月经周期。半年后随访，患者月经正常。

按　董克礼教授认为，治崩漏首调冲任，而调冲任奇经必须从治脾肾入手，临床中所见崩漏证属脾肾虚者居多，张锡纯谓"肾脏气化不固，而冲任滑脱也"，故治疗应该补肾益气，固摄冲任；责于脾者，为中气下陷、冲任不固，常用补气摄血引血归经之法。该例患者为脾虚肾亏，气虚不摄血而至崩漏，方中大剂炙黄芪、炒白术、山药健脾补气摄血，山茱萸、乌梅滋肾养肝兼酸收敛阴，杜仲、续断补肾调冲任，海螵蛸、阿胶、茜草、血余炭止血，效果明显，崩漏止住后予以继续调补脾肾肝三脏及冲任气血而巩固疗效。

时下有人见崩漏便用止血药，只辨病不辨证，往往造成闭门留寇。顾标失本之弊，以致漏下不止，久久难愈。古代医学对崩漏的治疗，总结出"塞流、澄源、复旧"三个步骤。《傅青主女科》认为不可独用止血药，当于补阴之中求止崩之法。"瑾守病机",参合临床,求治本之法,在崩漏之际,为"塞流"固本止崩以防厥脱,漏下不止为理血固本,咀势稍缓宜澄源固本,复旧宜补虚固本。全案塞流澄源并举,俾本固血充,经调而崩愈。

医案 126

刘某某,女,21 岁,就诊日期:2019 年 9 月 1 日。

初诊 主诉:反复崩漏 3 年。病史:近 3 年来常常于月经期之后出现阴道流血,量不多,色暗褐色,淋漓不尽达 7~8 日,伴腰酸、乏力、易倦、头晕寐差,胸闷胁胀,白带偏黄,下腹隐痛。妇科检查示"子宫内膜息肉""盆腔少量积液"。舌淡嫩,苔根黄腻,脉细弱。西医诊断:功能性子宫出血。中医诊断:崩漏。中医辨证:脾肾亏虚兼肝郁湿热,冲任不固。治法:补肾健脾疏肝,固本止漏,兼清湿热。

处方 熟地黄 40 g,山茱萸 20 g,黄精 20 g,枸杞子 20,菟丝子 15 g,党参 30 g,黄芪 30 g,白芍 15 g,香附 10 g,蒲公英 30 g,马鞭草 15 g,败酱草 15 g,三七 10 g,茜草 15 g,生地黄 15 g,阿胶(烊化另兑)10 g,鹿角胶(烊化另兑)10 g。7 剂,水煎服,每日 1 剂,分 2 次服。

二诊 2019 年 9 月 8 日。加减服用上方 7 剂,觉得各种症状好转,根苔渐化,原方加陈皮、神曲,继续服用月余,随访未见继续崩漏。

按 崩漏的病因病机主要在于冲任二脉的损伤。冲为血海,任主胞宫,这两脉与月经的关系极为密切,如果有损伤,就会导致经血异常而崩漏。此外,崩漏还与肝、脾、肾三脏的功能失调有关,而与肾尤为密切。崩漏虽有寒、热、虚、实的不同,但其本质仍属虚证,或虚中夹实之证。此病例崩漏已久,有"舌淡嫩,脉细弱,腰酸、乏力、易倦,头晕寐差,胸闷胁胀"等脾肾亏虚兼肝郁之象,但仍有"白带偏黄,下腹隐痛,苔根黄腻"

等湿热之症，故治疗要补肾健脾疏肝，固本止漏，兼清湿热。

崩漏一症，必须仔细辨证，切忌草率投治，很多患者虚实夹杂，病变涉及多个脏腑，均需一一明辨，澄源固本；又崩漏中多见血瘀之证，治法多取通涩兼施，渐消缓图，不宜妄投峻猛攻逐。治疗崩漏重症，不能苛求一方一法，宜多法兼施，五脏兼顾，尤其以治肾为主，在中药辨证基础上还可以辅助针灸、加强营养、调摄生活情志，如此提高疗效。

医案 127

杨某某，女，27 岁，2018 年 12 月 22 日。

初诊 主诉：月经淋漓不尽 6 年。病史：6 年来月经经常淋漓不尽，有时月经 1 个月来 2 次，有时月经持续 9~12 日方净，月经颜色淡红色。末次月经 2018 年 12 月 7 日。持续了 12 日才干净。2016 年曾经剖宫产 1 胎，无流产史。平素工作压力大，曾因焦虑看过心理医生，容易疲劳，食欲一般，二便正常。2018 年 12 月 22 日妇科 B 超：子宫切口部位液暗区，盆腔积液 20 mm。卵巢大小形态正常，卵泡数目增多。查：形体消瘦，皮肤萎黄，舌淡偏暗，苔白腻，脉细弱。西医诊断：子宫出血查因。中医诊断：崩漏。中医辨证：肝郁脾虚肾亏，气不摄血。治法：疏肝健脾补肾，益气摄血。

处方 黄芪 50 g，党参 30 g，白术 30 g，山药 30 g，芡实 20 g，柴胡 10 g，升麻 10 g，阿胶（烊化，另兑）10 g，仙鹤草 30 g，补骨脂 15 g，菟丝子 15 g，杜仲 15 g，熟地黄 30 g，当归 10 g，香附 6 g，白芍 10 g。嘱服用 1 个月。

二诊 2019 年 1 月 21 日。诉 1 月 14 日来月经，经色红，量中等，持续 7 日干净，心情非常高兴，特来告知医生。舌淡偏暗，苔白腻，脉细弱。效不更方，嘱继续服用原方 1~2 个月经周期巩固疗效。

按 久崩久漏、色淡而稀薄多见于脾气亏虚,气不摄血之虚症,此类崩漏,因绵延日久,一般止血药效果不佳,而宜采用健脾补气摄血之法,常常可获良效。《诸病源候论》:"崩下者脏腑受损,冲任两脉具虚;漏下者,伤气血,冲任两脉受损故也。"故崩漏与冲任失调、气血损伤密切相关。冲任两脉皆起源于胞中,而胞脉系于肾,肾为冲任之本、经血之源,故肾与崩漏关系非常密切,肾阳不足或肾阴亏损,均可导致冲任不固而成崩漏。此外肝郁气滞,肝木失养,肝阳偏亢,皆可导致肝失藏血之职而成崩漏。总之,崩漏虽病机复杂,有寒热虚实之别,但与肝、脾、肾三脏功能失调最为相关,治疗时针对主要失调脏腑之余还要兼调其他两脏。该病例为脾虚气不摄血之漏症,在健脾益气摄血的同时,注意疏肝补肾,三脏同调而疗效甚佳。本案患者工作压力大,长期劳累,思虑过度,损伤脾气,兼肝郁乘脾,而成气虚下陷之崩漏。方中以补中益气汤加减健脾补气升陷为主,加山药、芡实、补骨脂、菟丝子、杜仲健脾补肾固本,加熟地黄、当归、阿胶补血,香附、柴胡、白芍疏肝。

医案 128

周某,女,19 岁,2016 年 11 月 12 日。

初诊 主诉:经期延长三年余。病史:患者诉三年来每月的月经都有 9 日以上,量少色淡,经常头晕目眩。曾服用中西药效果不明显,目前症状加重,前来就医。现症见:月经量少色淡,面色不华,头晕目眩,时有腰酸,手心发热。气短乏力。妇科彩超:未见异常。查:舌淡苔薄,白脉沉弱。西医诊断:功能性子宫出血。中医诊断:崩漏。中医辨证:冲脉不固证。治法:调理冲任,养血止血。

处方 胶艾汤加味。阿胶 10 g 烊化,艾叶 10 g,川芎 10 g,当归 10 g,白芍 10 g,生地黄 15 g,炙甘草 6 g,五倍子 10 g,山茱萸 10 g,黄芪 15 g。10 剂,水煎服,每日 1 剂,分 2 次服。

二诊　2016 年 12 月 18 日。此次月经已于第 7 日停止，又以前方 10 剂继服巩固。

按　患者经血漏下不止，伴有经量少，色淡质稀，又有面色不华，头晕目眩。辨证为冲脉不固，气血亏虚。故以胶艾汤滋补阴血，黄芪益气，补血止血，五倍子收敛止血。山茱萸益肾固精止血。止血中有行血，达到补血而不凝滞，行血而不伤正，诸药相互为用，疗效显著。胶艾汤临床用于功能性子宫出血、流产不全、子宫复原不全、黄体功能不全、过敏性紫癜等疾病。

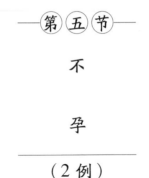

第五节

不

孕

（2 例）

医案 129

刘某，女，32 岁，2019 年 6 月 10 日。

初诊 主诉：不孕 3 年。病史：诉结婚 3 年不孕，在湘雅三医院输卵管造影示左侧输卵管部分显影，右侧输卵管未显影，诊断为"输卵管不通"。平素月经基本正常，月经周期 28~30 日，经色红而有瘀血块，有经来腹痛，乳房胀痛，急躁易怒，时有腰酸，少腹胀痛，饮食及二便正常。妇科检查示后穹窿有结节状物触痛，左附件无异常，右附件增厚伴压痛。舌稍红，苔薄黄，脉弦滑。西医诊断：输卵管阻塞。中医诊断：不孕症。中医辨证：肝郁气滞血瘀。治法：疏肝理气，活血化瘀，通络散结。

处方 当归 10 g，川芎 10 g，鸡血藤 30 g，柴胡 10 g，白术 10 g，牡丹皮 10 g，香附 10 g，白芍 10 g，泽兰 10 g，乌药 10 g，木香 10 g，桔叶 10 g，莪术 10 g，穿山甲 10 g，路路通 15 g，续断 15 g。7 剂，水煎服，每日 1 剂，分 2 次服。

二诊 2019 年 12 月 29 日。患者加减服用此方半年余，告知已经顺利妊娠。

按 本病的症结根本在于"瘀塞不通"，本病根据临床表现分为5种类型：气滞血瘀型，寒湿血瘀型，痰湿血瘀型，气虚血瘀型，热盛血瘀型。此病例症见经色红而有瘀血块，有经来腹痛，乳房胀痛，急躁易怒，时有腰酸，少腹胀痛，舌稍红，苔薄黄，脉弦滑，故辨证为肝郁气滞血瘀型，予疏肝理气，活血化瘀，通络散结为治，方中白芍、柴胡、香附、乌药疏肝理气，当归、川芎、鸡血藤、路路通、莪术、穿山甲活血化瘀，桔叶通络散结，酌加续断、白术调补肾脾，辨证准确，用药得当，所以获得了良效。

输卵管不通的治疗中，活血化瘀贯彻所有辨证分型的治疗过程，此外还要根据患者的具体情况，配合理气、破气、行气、化痰、祛湿、清热、温通、补气、调经等等诸法，才能收到较好的临床治疗效果。另外，灌肠治疗可以通过药物在直肠的吸收，使局部病灶软化，粘连组织消散，水肿减轻，达到疏通输卵管的目的，一般灌肠药也是以活血化瘀、软坚散结的中药为主治疗。还可以将中药煎剂或灌肠剂的药渣炒热后入纱布袋中热敷患处，提高疗效。

医案 130

唐某某，女，31岁，2018年12月15日。

初诊 主诉：不孕3年。病史：自2015年下半年结婚后未行避孕，至今不怀孕，2017年曾在省妇幼保健院做过孕前检查，妇科B超及女性激素检查未见异常，有轻度阴道炎症，其丈夫精液检查未见异常。月经14岁初潮，周期30~31日，经色深红稍暗，经量正常，有血块，痛经。平素身体素质可，但工作压力比较大，性情急躁易怒，现在有腰骶部酸痛，少腹隐痛不适，白带偏多，色偏黄。舌暗红，边齿痕，苔黄腻，脉沉细涩。西医诊断：不孕症。中医诊断：不孕。中医辨证：肝郁气滞，瘀阻胞脉，肾虚脾湿。治法：疏肝解郁，活血化瘀，理气止痛，补肾健脾兼清湿热。

处方 柴胡12 g，甘草10 g，桃仁10 g，赤芍10 g，川芎10 g，生地黄15 g，当归15 g，桔梗10 g，川牛膝12 g，红花10 g，小茴香10 g，乌药10 g，莪术10 g，延胡索10 g，青皮10 g，肉桂3 g，法半夏10 g，路路通15 g，鸡血藤30 g，马鞭草15 g，黄芪30 g，白术10 g，土茯苓10 g，续断15 g。7剂，水煎服，每日1剂，分2次服。

二诊 2018年12月29日。述服用上方后感觉全身舒畅，腰酸小腹疼痛症状均缓解，白带颜色也转清。又自行捡原方7副继续服用5日。现月经来潮，感觉经血出来很畅快，无明显痛经和大血块，颜色暗红，问是否要继续服药。嘱咐暂时停药，等经净后再来调理。患者一直未来，2个月后患者电话告知，已经顺利受孕。

按 七情过度，心情紧张，思虑过多，情绪抑郁，均可以导致肝气不舒，血行不畅，月经失调，难于成孕。该病例工作压力比较大兼性情急躁易怒，日久肝郁气滞，疏泄失调，瘀阻胞脉而导致3年不孕，治疗宜疏肝理气，活血通络；患者还有腰骶部酸痛，白带偏多，色偏黄等肾虚脾湿之象，故还需补肾健脾、清湿热。方用血府逐瘀汤加味，方中柴胡、乌药、青皮、延胡索、小茴香疏肝理气止痛，莪术、桃仁、赤芍、川芎、红花、鸡血藤、路路通活血通络，当归、生地黄养血滋阴，桔梗、川牛膝调畅上下气机，畅达冲任；黄芪、白术、法半夏、甘草健脾，土茯苓、马鞭草清利湿热，续断补肾。肝脾肾三脏同调，气血和畅，胞宫得养而收功成孕。

不孕症多发生于中年时期，易受情志影响而致气血不和，肝失调达，疏泄失职，络脉不畅，胞宫失养，而难以受孕。治疗以疏肝理气，调经通络为主要原则，在药物治疗同时还要积极配合精神、饮食疗法，以取得更好疗效。不孕症成因复杂，除肝郁气滞瘀阻胞宫型之外，还有肾虚元阳元阴不足、脾虚气血生化乏源、痰浊瘀阻胞宫或者诸症兼杂的复杂类型，均需仔细明辨。

—第六节—

阴

痒

（1例）

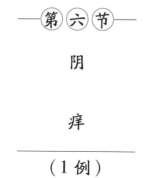

医案131

陈某某，女，62岁，2019年2月10日。

初诊 主诉：外阴瘙痒1年余。病史：近1年来反复外阴瘙痒，阴道内偶有灼热感，白带偏黄，曾做过妇科检查，示阴道分泌物镜检清洁度Ⅲ度，滴虫（-），真菌（-），诊断为"老年性阴道炎"，自己用花椒水、洁尔阴洗液等外洗效果不佳，特来就诊。平素体质偏虚，腰酸脚软，经常头晕目眩，口渴，大便偏干，小便偏黄，睡眠欠佳。舌红瘦，苔薄白，苔根黄腻，脉细沉。西医诊断：老年性阴道炎。中医诊断：阴痒。中医辨证：肝肾阴虚，湿热下注。治法：滋阴降火，滋补肝肾，清热祛湿疏风止痒。

处方 马鞭草30g，两面针30g，地锦草30g，金银花30g，黄柏10g，败酱草30g，龙胆10g，黄连10g，女贞子15g，墨旱莲15g，车前子20g，白鲜皮15g，苦参10g，肉苁蓉15g，桑椹15g。7剂，水煎服，每日1剂，分2次服。外用蛇床子洗剂：苦参、黄柏、蛇床子、白鲜皮、地肤子各20g，煎汤熏洗外阴，每日2次。

二诊 2019年2月17日。诉外阴瘙痒及阴道灼热感明显减轻，白带也明显减少，大便不干结了，小便正常，人精神好转。嘱继续服用原方巩固治疗1个月。

按 妇女外阴瘙痒多与肝脾肾的功能失调有关，肝脉绕阴器，主藏血，肾藏精主生殖，开窍于二阴，脾主运化水湿，脾虚湿盛，郁久化热，或肝郁化热夹湿热随经下注，湿热生虫，虫扰阴部而发痒。或肝肾不足，精血亏损，化燥生风，阴部肌肤失去濡养而发病。此病例为老年肝肾阴虚，精血不足，阴部皮肤失养，兼下焦有湿热，而成阴痒。治疗上滋补肝肾，清热祛湿，疏风止痒，方中马鞭草、两面针、地锦草、金银花、黄柏、败酱草、龙胆、黄连、车前子均为清热祛湿之品，白鲜皮、苦参为祛湿热止痒圣品，再加女贞子、墨旱莲、肉苁蓉、桑椹滋补肝肾，配合苦参、黄柏、蛇床子、白鲜皮、地肤子煎汤外洗，疗效甚佳。

外阴瘙痒是常见妇科病，原因多为湿热下注、肝肾阴虚及外邪侵袭。凡来就诊，必须做好妇科检查，阴道分泌物化验，如果属于虫疾感染，治疗要以外洗为主，清热杀虫为原则，如果是内伤湿热或脏腑失调，要对症辨证处理，多内服中药配合外洗治疗，效果更迅速。患者也要避免劳累、勤换内裤，忌搔抓，保存精神愉快。

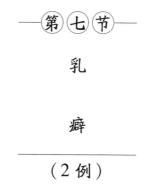

第七节

乳

癖

（2例）

医案 132

赵某某，女，33岁，2019年9月1日。

初诊　主诉：乳房结块伴经前胀痛2年。病史：述双侧乳房扪及结块2年余，常于月经欲来前胀痛不适，情绪郁闷恼怒时加重，月经欠规律，多延迟4~7日，量偏少，色暗红，有轻微痛经，经后乳房胀痛明显减轻。查：左乳外上方及右乳外下方均扪及蚕豆到枣核大结节，质地较硬，皮色如常，表面光滑，推之能移，舌质暗红，苔薄白，脉弦细。西医诊断：乳腺小叶增生。中医诊断：乳癖。中医辨证：肝郁气滞，冲任不调，痰瘀阻络。治法：疏肝理气、化痰祛瘀、调摄冲任。

处方　柴胡10 g，生麦芽50 g，益母草15 g，香附10 g，青皮10 g，当归10 g，泽兰10 g，郁金10 g，夏枯草15 g，丹参15 g，生牡蛎（包，先煎）15 g，海藻15 g，昆布15 g，淫羊藿15 g，菟丝子15 g，墨旱莲15 g，女贞子15 g，白芥子10 g，鳖甲10 g。7剂，水煎服，每日1剂，分2次服。

二诊　2019年9月8日。诉服用上药1周，现月经来潮，此次经前乳房胀痛好转，月经量稍多，颜色红，心情很舒畅。嘱月经干净后继续服用原方1~2个月经周期。

三诊 2019 年 11 月 10 日。诉继续服用上方加减调理近 2 个月，感觉乳房结块明显缩小，无明显胀痛不适。

按 乳癖之发生，肝郁气滞为本，痰凝血瘀为标，常因忧思郁结，或情志内伤，导致气血营卫失调，肝郁脾伤，脾失健运，气滞痰凝血瘀循经流注发于乳部而成，"结者散之"，治疗应该以疏肝理气、健脾化痰、软坚散结为主。乳腺增生初期可能因情志所伤，引起肝气郁结而发病，久病也多因此加重或复发，生麦芽可以大剂量运用治疗肝气郁结，中药药理学证实它可以抑制催乳素释放，从而达到治疗效果，肝郁较重加柴胡。肝郁日久，气滞生痰凝瘀，形成结节，白芥子擅长消痰散结治疗皮里膜外之痰；久病结节难消，应软坚散结，穿山甲、土鳖虫、鳖甲祛瘀散结效果甚佳；白僵蚕能化顽痰，散结节，通经络，与生牡蛎、浙贝母、海藻合用，对乳腺结块有消散作用。冲任失调、肝肾亏虚者，二至丸配淫羊藿、菟丝子，墨旱莲、女贞子养阴，淫羊藿、菟丝子助阳，合用调冲任，根据患者的阴阳偏盛偏衰，调整剂量，阴虚重用养阴，阳虚重用助阳，往往收效颇佳。

医案 133

张某某，女，19 岁，2019 年 4 月 15 日。

初诊 主诉：反复乳房胀痛 2 年。病史：患者诉 2 年来反复出现乳房胀痛，到医院 B 超检查，诊断为"双侧乳腺小叶增生"，经中西药治疗（具体不详），有所缓解，此后情绪不佳及来月经前加重，最近因疼痛明显前来就医。现症见乳房胀痛，容易心烦，焦虑，月经暗红有血块，偶口苦。查：双乳可触及硬块，压痛。舌红苔黄，脉沉涩。西医诊断：乳腺小叶增生。中医诊断：乳癖。中医辨证：肝经郁热夹瘀。治法：疏肝泄热，活血化瘀。

处方 小柴胡汤合桂枝茯苓丸加减。柴胡 20 g，白芍 10 g，黄芩 10 g，半夏 10 g，生姜 10 g，桂枝 10 g，茯苓 10 g，牡丹皮 10 g，桃仁 10 g，炙甘草 10 g，皂角刺 60 g，生麦芽 30 g，浙贝母 15 g，玄参 15 g，生牡蛎（先煎）30 g。7 剂，水煎服，每日 1 剂，分 2 次服。

二诊 2019 年 4 月 22 日。乳房胀痛有所缓解，情绪改善，月经夹血块。

处方 柴胡 20 g，白芍 10 g，黄芩 10 g，半夏 10 g，生姜 10 g，桂枝 10 g，茯苓 10 g，牡丹皮 10 g，合欢皮 10 g，桃仁 10 g，炙甘草 10 g，皂角刺 60 g，生麦芽 30 g，浙贝母 15 g，玄参 15 g，生牡蛎（先煎）30 g。7 剂，水煎服，每日 1 剂，分 2 次服。

三诊 2019 年 4 月 29 日。无乳房胀痛，焦虑情绪有所缓解，月经无夹血块情况，继续服用前方 10 剂治疗。随访半年，未诉乳房胀痛，乳房结节明显消散。

按 乳腺增生中医称之为乳癖，指乳房出现大小、数量不等的硬节肿块，皮色不变，不发寒热，触诊质地中等或稍硬韧，与皮肤和肌肉筋膜无粘连，包括西医的"乳房囊性增生""乳腺纤维腺瘤"及"乳腺小叶增生"等，其核可随患者情绪或者月经周期而消长变化，其发病可能与体内孕激素与雌激素分泌失调有关。此例患者存在乳房胀痛、烦躁易怒焦虑，同时有舌红苔黄，辨为肝气郁结，肝郁化热，据经期夹血块辨为瘀，故选用小柴胡汤加生麦芽疏肝解郁，皂角刺、生牡蛎、浙贝母、玄参软坚散结消顽痰，桂枝通经活血，桃仁牡丹皮活血化瘀，茯苓渗利瘀浊，白芍养血滋阴防化瘀伤血，甘草益气和中调和诸药。诸药合用，以建其功。

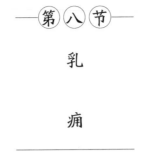

—第八节—

乳

痈

（1例）

医案 134

刘某某，女，35 岁，2019 年 8 月 12 日。

初诊 主诉：产后乳房肿硬疼痛 2 日。病史：述产后 20 余日。2 日前因乳汁分泌过多，乳儿吸不净导致右侧乳房肿胀作痛，并出现硬结、表面发热潮红、压痛明显，伴烦躁、紧张，口干，尿黄，大便干燥。查：右侧乳房内侧到下外侧均见局部发红肿胀，可扪及蚕豆到核桃大小硬结，压痛明显，舌红苔黄腻，脉滑数。西医诊断：急性乳腺炎。中医诊断：乳痈。中医辨证：肝胃郁热，热毒蕴结乳络。治法：清肝泻胃，清热解毒，通乳散结。

处方 柴胡 10 g，黄芩 10 g，栀子 10 g，蒲公英 30 g，金银花 30 g，连翘 10 g，瓜蒌 10 g，王不留行 10 g，路路通 30 g，生麦芽 150 g，乳香（包煎）10 g，没药（包煎）10 g，牡丹皮 10 g，赤芍 10 g，大黄（后下）10 g，野菊花 30 g，皂角刺 10 g。7 剂，水煎服，每日 1 剂，分 2 次服。

二诊 2019 年 8 月 19 日。患者乳房胀痛明显好转，口干，尿黄，大便干燥改善，心情颇有好转。查：右侧乳房内侧到下外侧仍有局部皮肤发暗肿胀，较前消退，可扪及蚕豆到核桃大小硬结缩小，压痛减轻。舌红苔黄腻，脉滑数。原方去大黄，嘱咐继续服用 7 剂，水煎服，每日 1 剂，分 2 次服。

三诊 2019 年 8 月 26 日。患者惊喜来诊，诉乳房胀痛基本消退，无便秘、尿黄等症，稍口渴。查：右侧乳房内侧到下外侧未见明显肿胀，可扪及 2 个蚕豆大小硬结，压痛轻。舌红苔黄腻，脉滑数。嘱咐继续服用二诊原方 5 剂善后。

按 急性乳腺炎的发病，多因产后哺乳，乳头破损，风毒之邪入络，或者因产妇乳汁充盈，乳儿吸奶不净，或因产妇肝气不舒、阳明胃热蕴结，都可以导致乳汁淤积、乳络闭塞不通，而发为该病。本例急性乳腺炎，因乳汁分泌过多，乳儿吸不净导致，治疗以清肝泻胃，清热解毒，通乳散结为主，方中柴胡、黄芩、栀子、蒲公英、金银花、连翘、野菊花清肝泻火解毒；王不留行、路路通、炮穿山甲、乳没、牡丹皮、赤芍通乳活血凉血；瓜蒌、皂角刺化痰散结；大剂量生麦芽回乳减少乳汁瘀积，大黄气味俱厚，苦寒降泻，荡涤阳明实热，功专效速，用于乳痈阳明热盛伴大便干秘者，可以起到釜底抽薪、热退肿消之功，但应该中病即止。

治疗急性乳腺炎，初期治疗得当为内消的关键，在疏肝清热的同时，用通乳药如路路通、王不留行、穿山甲、漏芦等加速郁结乳汁的疏通，还要同时加用回乳药如生麦芽、生山楂来回乳抑制奶水的产生，使瘀滞的乳汁没有来源，这样才能相得益彰，收到好的效果。如果同时配合人工排乳及外敷消肿的方法综合治疗，效果更佳。

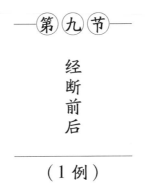

第九节

经断前后

（1例）

医案 135

朱某某，女，48岁，2018年6月3日。

初诊 主诉：全身不适2个月。病史：近2个月出现头晕耳鸣、时有头面烘热感，情绪急躁易怒，忧郁烦闷，失眠多梦，腰酸背疼，口干舌燥，饮食一般，大便尚可，小便偏黄。已经绝经半年。查：舌稍红，苔少，脉细数。西医诊断：更年期综合征。中医诊断：经断前后诸症。中医辨证：肝肾阴虚。治法：滋养肝肾、清心除烦。

处方 六味地黄汤加味。熟地黄30 g，山茱萸15 g，山药15 g，白术10 g，牡丹皮10 g，泽泻10 g，女贞子15 g，桑椹15 g，枸杞子15 g，莲子30 g，柴胡10 g，香附8 g，淫羊藿15 g，杜仲15 g，栀子15 g，龙齿30 g，龟甲12 g。7剂，水煎服，每日1剂，分2次服。

二诊 2018年6月10日。述服用前方后全身不适症状均有改善，心情好转，烘热感减轻，睡眠改善。仍有无名火或无端烦闷，腰背酸胀。舌稍红，苔少，脉细数。嘱咐继续服用前方巩固治疗，或改服用成药六味地黄丸加逍遥散，配合针刺调理。

按　董克礼教授认为妇女更年期综合征多因"七七"肾气衰、天癸竭而引起，主要表现为虚症，尤其是肾虚为本，即使兼有实证，也是虚中夹实，又因为女子以血为本，阴常不足而阳常有余，故大多数患者以阴虚为主，阳虚较少，主要病变乃阴阳脏腑失调而致。本病虽然肾虚为本，重在滋养肝肾之阴精，但也要顾护后天脾胃，因为脾胃为气血生化之源，化源足则生化无穷、阴液自足，此外还要注意调肝疏肝、滋补肝之阴血，及养心宁心，沟通心肾，故提出从肾论治，兼调心肝脾，证分阴阳，以补为主。更年期综合征的临床表现肝肾阴虚多见，亦可见脾肾阳虚，或兼夹痰瘀等证型，治疗上灵活辨证，但抓住肾虚之本，兼调心脾肝。董老常用基本方为六味地黄汤加味：熟地黄 30 g，山茱萸 15 g，山药 15 g，白术 10 g，牡丹皮 10 g，泽泻 10 g，女贞子 15 g，桑椹 15 g，枸杞子 15 g，莲子 30 g，柴胡 10 g，香附 8 g。该病例为典型的肝肾阴虚型，方中六味地黄汤加女贞子、桑椹、枸杞子、龟甲，重补肝肾之阴虚，淫羊藿、杜仲强腰温肾，有"阳中求阴"之意，兼治腰痛，山药、白术健脾，柴胡、香附疏肝，莲子健脾养心，栀子、牡丹皮清心肝之热，龙齿重镇安神。

第十一章 男科杂病类

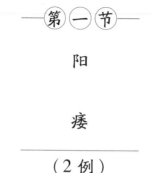

第一节

阳

痿

（2例）

医案 136

秦某，男，39岁，2019年1月26日。

初诊 主诉：阳事不举2个月。病史：阳事不举2个月，伴腰酸膝软，小腹弦急有凉感，头晕耳鸣，纳食一般，二便正常。既往有慢性前列腺炎病史。查：舌淡红，苔白润，脉弦，尺脉沉微。西医诊断：阳痿。中医诊断：阳痿"或"筋痿。中医辨证：寒凝肝脉，肝肾虚寒。治法：温肝暖肾，活血舒筋。

处方 红参10 g，枸杞子30 g，淫羊藿15 g，阳起石30 g，蜈蚣2条，地龙10 g，王不留行10 g，白芍15 g，当归10 g，山茱萸20 g，黄芪30 g，肉桂5 g，小茴香10 g，吴茱萸6 g，茯苓15 g。7剂，水煎服，每日1剂，分2次服。

二诊 2019年2月2日。患者服药7剂后诉腰酸膝软、小腹弦急有凉感及头晕耳鸣等症状有改善，阳物举而不坚。查：舌淡红，苔白润，脉弦，尺脉沉微。嘱继续服用前药方，半个月后随访获知其症状完全缓解，能正常行房。

按 治疗阳痿之症，常用补肾疏肝健脾胃之法，董教授基本方剂为：红参、枸杞子、淫羊藿、阳起石、蜈蚣、滑石、地龙、王不留行、白芍、当归、山茱萸、柴胡、香附、黄芪。方中红参可以大补元气，对阳痿症状也有很明显的效果；枸杞子对房劳过度引起的精血不足比较适宜，可以补肾填精以起痿，还可以与补阳药相伍，抵制补阳药之燥烈，枸杞子用量到30~50 g 以上，效果会很明显；淫羊藿，对肾阳不足、性事淡漠的患者，此药为首选，其剂量一般用 20~30 g；阳起石，为治疗阳痿之要药，可以佐以枸杞子防其燥烈，剂量 15~50 g，可随病情调节药量；蜈蚣，可以疏通肝络以起痿，还可以化瘀通脉以起痿；滑石，可以有效防止有轻微湿热的患者闭门留寇；地龙、王不留行活血化瘀，畅达宗筋，当归、白芍养血柔肝，佐制辛温走窜之燥药伤阴，山茱萸补肝肾，酸敛之中有条达之性；柴胡、香附疏肝解郁；黄芪健脾补气，且温升补肝。该病例症见阳事不举伴腰酸膝软，小腹弦急有凉感，头晕耳鸣，苔白润，尺脉沉微，辨证考虑寒凝肝脉，肝肾虚寒，在基本方原方上去滑石之寒泄，加肉桂、小茴香、吴茱萸温补肝肾，加茯苓淡渗祛湿健脾。因为辨证正确，用药得当，取得了很好的疗效。

对于阳痿早泄患者，有一部分是因为精神压力等心理因素引起，此情况一般以疏肝解郁为主，调补肝肾为辅。对于房劳或手淫过度引起的患者，常用阴阳双补的方法，意在阴中求阳，阳中求阴，视患者脉证而定具体配伍。对于肥胖患者，多属于气虚阳虚，痰湿盛，所以就根据脉证多用补气补阳，化痰利湿为主，对于糖尿病患者和中老年人，其局部动脉硬化，供血不足，此为原因和过程很复杂的肾虚兼脉络瘀阻，治疗当补肾与活血通络并用。

医案 137

张某，男，42 岁，2018 年 3 月 14 日。

初诊 主诉：阳痿 2 年余。病史：由于工作压力大，劳累紧张，发生阳事不举 2 年余，曾服用万艾可，药后能举，停药后，无任何改善，且伴有早泄，遂来中医科门诊求治。刻诊：面白无华，精神萎靡，腰膝酸软，畏寒肢冷，舌淡苔薄白，脉细无力。西医诊断：阳痿。中医诊断：阳痿。中医辨证：肾阳不足，命门火衰。治法：补肾温阳。

处方 右归丸加补骨脂、胡芦巴、巴戟天、淫羊藿。熟地黄 30 g，山药 15 g，山茱萸 9 g，枸杞子 15 g，鹿角胶 15 g，菟丝子 15 g，杜仲 15 g，当归 10 g，肉桂 6 g，制附子（先煎）9 g，补骨脂 15 g，胡芦巴 15 g，巴戟天 15 g，淫羊藿 15 g。30 剂，水煎服，每日 1 剂，分 2 次服。30 剂后，阳事已兴，夫妻感情改善。

按 本例为典型的命门火衰、肾阳不足之阳痿。右归丸系从《金匮要略》肾气丸加减衍化而来，所治之证属肾阳不足，命门火衰，或火不生土所致。方中除用桂、附外，还增入鹿角胶、菟丝子、杜仲，以加强温阳补肾之功；又加当归、枸杞子，配合熟地黄、山药、山茱萸以增益滋阴养血之效。其配伍滋阴养血药的意义，即《景岳全书》所言："善补阳者，必于阴中求阳"之意。

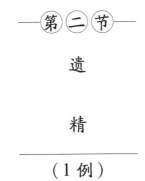

遗

精

（1 例）

医案 138

刘某，男，31 岁，2018 年 7 月 10 日。

初诊 主诉：频繁遗精 1 年余。病史：1 年前无明显诱因出现遗精，时滑精，时梦遗，反复发作，每周平均二三次，夜尿频多，小便清长。辅助检查：前列腺液常规检查、尿常规检查、泌尿系彩超及生殖彩超未见明显异常。刻诊：遗精精液清稀，遗精后感腰部酸软，神疲肢冷，夜尿清长，大便软，纳食尚可。舌淡嫩，苔薄白，脉沉细。西医诊断：遗精查因。中医诊断：遗精。中医辨证：肾气不固。治法：补肾固精。

处方 金锁固精丸加减。蒺藜 12 g，芡实 20 g，莲子 20 g，煅龙骨（包煎）30 g，煅牡蛎（包煎）30 g，锁阳 12 g，巴戟天 30 g，桑椹 15 g，五倍子 12 g，海螵蛸 12 g。14 剂，水煎服，每日 1 剂，分 2 次服。

二诊 2018 年 7 月 25 日。服上方 14 剂，遗精每周减少至 1 次左右，神疲肢冷改善，仍有腰酸。舌淡嫩，苔薄白，脉沉细。首诊方加桑螵蛸 10 g，淫羊藿 30 g，狗脊 15 g。14 剂，水煎服，每日 1 剂，分 2 次服。

三诊 2018 年 8 月 9 日。服上方 14 剂，患者遗精未再发作，腰酸明显减轻。继续服用上方，巩固疗效。

按　《素问·六节脏象论》言："肾者主蛰，封藏之本，精之处也。"所以董克礼教授认为遗精的基本病机为肾失封藏，精关不固。《医方集解》中的金锁固精丸功效为补肾涩精，主治肾虚不固之遗精，症见遗精滑精，腰痛耳鸣，四肢酸软，神疲乏力。方中莲子、芡实为补肾涩精、益肾固精之品，本方集补肾摄精药于一炉，以温肾涩精为主，补肾益精为辅，标本兼治，治标为主。

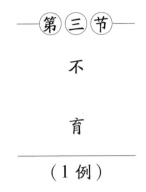

不 育

（1例）

医案 139

张某，男，34岁，2019年8月11日。

初诊 主诉：不育6年余。病史：结婚6年，夫妻共同生活，未采取避孕措施，至今未育。女方妇科检查未发现异常，月经周期以及月经量均正常，性激素全套正常，输卵管造影正常。男方精液分析提示：精子计数1200万/ml，总活力38%，畸形精子达40%。患者平素性欲一般，性交时间短，常伴早泄，阴茎疲软不坚，时有腰膝酸软，易疲劳，射精后睾丸时有坠胀疼痛，夜尿频多，小便清长。舌质暗淡胖大，苔薄白，脉沉细无力。西医诊断：不育症。中医诊断：不育。中医辨证：肾虚血瘀。治法：补肾活血。

处方 制附片（先煎30分钟）10 g，仙茅15 g，淫羊藿30 g，鹿茸（研末冲服）2 g，巴戟天15 g，阳起石30 g，韭菜子30 g，肉苁蓉15 g，锁阳12 g，龟甲12 g，水蛭5 g，红花10 g。嘱其节制房事，上方连续服用60剂，水煎服，每日1剂，分2次服。

二诊 2019年10月11日。患者服用上方2个月后，自觉性交时间较前延长，阴茎硬度增加，射精后阴茎仍有坠胀不适。复查精液常规：精子计数 6800 万/ml，总活力 45%，畸形精子达 25%。嘱上方加黄芪 30 g，香附 15 g。继续服用 2 个月。药后 2 个月复查精液分析：精液计数 8000 万/ml，总活力 55%，畸形精子 10%。其爱人于 2019 年 12 月成功怀孕，至 2020 年 8 月足月顺产一男婴，母子健康。

按 《素问·上古天真论》言："丈夫八岁，肾气实，发长齿更；二八，肾气盛，天癸至，精气溢写，阴阳和，故能有子……七八，肝气衰，筋不能动，天癸竭，精少，肾藏衰，形体皆极……今五藏皆衰，筋骨解堕，天癸尽矣。故发鬓白，身体重，行步不正，而无子耳。"由此提出肾精、肾气在生育中的重要作用。肾精肾气充盛，天癸至，男性才具有生育能力，因此确立了以补肾为核心的主要治则。然而肾虚可致瘀，瘀血阻络反过来影响肾阴阳之恢复及肾主生殖功能的发挥，故补肾方中往往佐加活血之品，有助于改善生精环境。

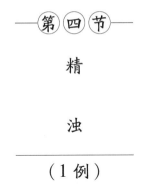

第四节

精

浊

（1例）

医案 140

宁某，男，28 岁，2020 年 7 月 15 日。

初诊 主诉：反复会阴部不适伴小便分叉、滴白 4 个月余。病史：患者 4 个月前觉会阴部胀痛不适，伴小便时尿分叉、滴白，淋漓不干净，在长沙市某医院诊断为"慢性前列腺炎"，予头孢地尼、银花泌炎灵片等药物治疗，疗效不显，而到我院门诊，现症见：会阴胀痛不适，伴小便时分叉、滴白，尿频，尿不干净感，阴囊潮湿，勃起硬度及持续时间不够。舌质暗红，边有齿痕，苔黄腻，脉弦滑数。西医诊断：慢性前列腺炎。中医诊断：精浊。中医辨证：湿热瘀滞。治法：清热利湿，活血化瘀，疏肝健脾。

处方 土茯苓 30 g，黄柏 15 g，鱼腥草 30 g，白花蛇舌草 30 g，蒲公英 30 g，苦参 10 g，桃仁 10 g，红花 10 g，土鳖虫 6 g，萆薢 15 g，王不留行 15 g，青皮 10 g，川楝子 10 g，橘核 10 g。嘱其节制房事，戒除手淫习惯。7 剂，水煎服，每日 1 剂，分 2 次服。

二诊 2020 年 7 月 22 日。诉服药后自觉会阴胀痛不适明显缓解，尿频及尿分叉、滴白好转，求继续巩固治疗。效不更方，嘱以原方加白术 15 g，继续服用 2 周，1 个月后随访已告愈。

按　慢性前列腺炎属中医学膏淋、气淋、劳淋、精浊等的范畴，多因外感湿热，或房事不洁、饮食不节，劳累过度、情志不舒等因素导致肝郁化火、脾虚生湿，致湿热侵袭精室，精道气滞血瘀，而见尿频、尿涩、淋漓不尽，尿道有白色分泌物溢出，或伴有会阴、少腹、睾丸等部位胀痛、掣痛不适，若日久耗伤肾精肾气，还可出现阳痿早泄之症。此例患者湿热、瘀滞症状明显，治以清利湿热、活血化瘀为主，辅以疏肝健脾，方用土茯苓、黄柏、鱼腥草、白花蛇舌草、蒲公英、苦参清热利湿解毒消肿，桃仁、红花、土鳖虫活血化瘀止痛，萆薢分清泌浊、利湿通络，王不留行活血通络，青皮、川楝子、橘核疏肝理气止痛，白术健脾祛湿，诸药合奏清热利湿、活血化瘀、通络止痛之功，能有效清利下焦湿热瘀滞，改善前列腺微循环，缓解小血管痉挛，促进炎症渗出物的排泄、吸收，缓解临床症状。

第十二章——癌病类

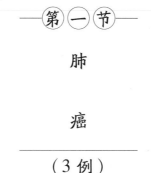

第一节

肺

癌

————————

（3 例）

医案 141

罗某某，男，68 岁，2018 年 9 月 15 日。

初诊 主诉：咳嗽、咯血、消瘦、乏力 1 年余。病史：2017 年 9 月无明显诱因出现干咳，伴消瘦、乏力，没有在意，一直未予特殊检查及治疗。因为症状一直不缓解，于 2018 年 9 月 5 日在湘雅三医院经 CT 检查发现左肺占位性病变，考虑为"肺癌"，在肿瘤科住院，病检示：左肺低分化腺癌。无法手术，行化疗 3 次，患者恶心呕吐、乏力、精神差，停止化疗。现干咳，咽部刺激感，间咳少量鲜血，明显消瘦，体重下降约 5 kg，伴口干、乏力，精神差，食欲尚可，大便较干，小便正常。有抽烟史 30 余年。查：双肺呼吸音低，可闻少量干湿啰音。舌质暗红，苔少，脉沉细。西医诊断：肺癌。中医诊断：肺积。中医辨证：肺阴亏虚，瘀血阻滞。治法：养阴益气，活血化瘀，清热解毒，软坚散结。

处方 西洋参 10 g，沙参 15 g，麦冬 15 g，黄芪 25 g，茯苓 15 g，炒白术 12 g，陈皮 10 g，莪术 10 g，丹参 15 g，漏芦 15 g，鱼腥草 15 g，猫爪草 30 g，浙贝母 10 g，生甘草 6 g，龟甲 10 g，穿山甲 12 g，山慈菇 12 g，蛇莓 15 g。30 剂，水煎服，每日 1 剂，分 2 次服。

二诊 2018年10月15日。患者诉精神食欲明显好转，咳嗽减轻，无咯血，体重无减轻。患者病情稳定，症状好转，嘱咐继续服用中药原方巩固治疗。随访1年余，患者仍然健在。

按 董克礼教授治疗肺癌一般是在遵守辨证论治的原则和基础上，再结合辨病治疗。中晚期肺癌多由于久病正气过伤，或术后体液丢失过多，或放、化疗不良反应过重，或因有转移引起胸腔积液、腹水或其他并发症，致机体进一步消耗，虚损情况突出，尤以正虚、阴伤为主，治宜扶正为主，采用益气养阴、解毒散结、清化痰热等法。益气养阴喜用西洋参、沙参、麦冬、黄芪等药，现代研究证明这些药物能增强机体免疫功能，抗肿瘤，解毒散结、清化痰热喜用鱼腥草、猫爪草、浙贝母、白花蛇舌草、守宫即壁虎、山慈菇等中药，临床多收效显著。

肺癌的发生是由于人体正气不足，阴阳气血失调，使脏腑经络的功能发生障碍，机体抗病能力降低，邪气乘虚而入，滞留于肺，痰气瘀毒互结日久形成肿块而成肺癌。晚期肺癌当以扶正为主，当重用养阴益气之品，同时予软坚散结之品以期缩小肿瘤。中医辨证结合西医辨病，故适当应用抗肿瘤的清热解毒药物。旨在调节机体免疫功能，改善患者临床症状，维持患者较长期带瘤生存，提高生活质量。

医案142

彭某某，女，农民，2016年6月29日。

初诊 主诉：发现肺部肿块半年余，气促乏力3个月，加重一周。病史：患者2015年12月因咳嗽1周在当地医院住院治疗，疗效不佳，遂来我院，收入胸外科病房，肺部增强CT提示：左肺上叶主动脉弓旁占位，最大截面积5.6 cm×4.0 cm，肿块边缘毛糙，左肺门以及纵隔淋巴结转移可能，考虑肺恶性肿瘤，考虑肿块临近主动脉弓，手术风险较大，患者拒绝手术，予以抗菌治疗后出院。近3个月来，患者逐渐出现气促乏力，爬楼困难，纳差，口干舌燥，夜间睡眠尚可，二便调，舌淡红胖大，苔薄黄，脉细。西医诊断：肺癌。中医诊断：肺积。中医辨证：气阴两虚，癌毒壅肺。治法：养阴益气，活血化瘀，清热解毒，软坚散结。

处方 四君子汤合二至丸加减。生晒参 8 g，黄芪 30 g，仙鹤草 30 g，茯苓 30 g，白术 30 g，墨旱莲 15 g，女贞子 15 g，麦冬 20 g，半枝莲 30 g，石见穿 30 g，金刚藤 30 g，金荞麦 30 g，浙贝母 12 g，牡蛎 30 g，昆布 30 g，蜂房 10 g。以上方加减 90 余剂，每日 1 剂，分 2 次服。气促乏力基本消失，食纳可，能够耐受中等程度体力活动，2016 年 10 月 17 日复查肺部 CT：左肺上叶病变范围较前缩小，最大截面积约为 3.1 cm×2.3 cm，肺门以及纵隔淋巴结较前缩小，治疗有效，仍以上方宗旨加减间断服药至 2017 年 10 月，患者除偶有乏力外，其余症状皆消失，考虑一般情况良好，遂停药，随访至 2020 年 7 月，患者在乡下种菜养鸡，未诉不适。

按 肺积成病，多是因虚致病，全身属虚，局部属实，虚多为阴虚或气阴两虚，在此基础上，气滞，血瘀，痰凝，毒聚于肺，不一而足。具体到本例患者，为气阴两虚，癌毒壅肺。故以生晒参、黄芪、仙鹤草、茯苓、白术、墨旱莲、女贞子、麦冬益气养阴，半枝莲、石见穿、金刚藤、金荞麦、蜂房解毒抗肿瘤，浙贝母、牡蛎、昆布软坚散结。

医案 143

李某某，男，66 岁，2020 年 3 月 17 日。

初诊 主诉：左胸痛 6 个月，乏力纳差头痛 1 周余。病史：患者 2019 年 10 月因胸痛在当地医院行肺部 CT 检查发现左肺上叶尖后段不规则软组织密度影，大小约 5.8 cm×4.1 cm，穿刺活检提示复合性小细胞癌，小细胞癌（20%）加腺癌（80%），予以 EP 方案化疗，同时针对腺癌成分予以吉非替尼靶向治疗，在当地医院行 3 程化疗后，胸痛无明显改善，近 1 周又出现乏力，纳差，头痛，2020年3月15日来我院复查肺部以及头部CT：左上肺占位较前进展，并右侧顶骨，右侧枕骨，胸骨体，多发颈胸椎转移，左肺动脉受累可能，左肺阻塞性肺炎。为求中医治疗，遂来中医科门诊就诊，现症见：精神差，胸痛，以胸骨区隐痛为主，神疲乏力，独立行走十余米即感头昏欲倒，面色晦暗，纳差，怕冷。舌质淡少苔，脉沉细。西医诊断：肺癌。中医诊断：肺积。中医辨证：肺脾两虚，肾虚骨痹，癌毒泛滥。治法：益气健脾，补肾强骨，解毒抗肿瘤。

处方　党参30 g，太子参8 g，红景天30 g，焦白术30 g，黄芪30 g，羊乳根30 g，石见穿30 g，菝葜30 g，神曲30 g，炒麦芽30 g，补骨脂15 g，淫羊藿20 g，续断12 g，骨碎补15 g，桔梗12 g，枳壳12 g，僵蚕10 g，姜黄12 g。14剂，水煎服，每日1剂，分2次服。

二诊　2020年4月1日。患者诉服上方后胸痛减轻，神疲乏力明显改善，食欲好转，每日可以慢走散步2 km不觉困乏，唯新增头顶，后枕部疼痛，空痛为主，夜间睡眠尚可。前方减红景天，太子参，加杜仲30 g，肉苁蓉30 g，自然铜（先煎）20 g，蜈蚣2条，加强补肾活血、通络止痛之功，续服21副。

三诊　2020年4月22日。诉头顶，后枕疼痛基本消失，食纳精神可，无明显乏力现象。以上方加减继续巩固治疗。随访至2020年8月，患者一般情况尚可，病情稳定，仍然健在。

按　小细胞肺癌具有进展迅速、早期转移、预后差的特点，无论中医西医，治疗皆有极大难度。清代沈金鳌在《杂病源流犀烛·积聚癥瘕痃癖痞源流》中指出："邪积胸中，阻塞气道，气不宣通，为痰，为食，为血，皆得与正相搏，邪既胜，正不得而制之，遂结成形而有块。"说明肺积的产生与正虚邪侵，气机不通，痰凝血瘀食积，胶结合而为病。本例患者，经过化疗以及靶向治疗，复查发现病情进展并伴颅骨等多处骨转移，辨证属肺脾两虚，肾虚骨痹，癌毒泛滥，以党参、太子参、红景天、焦白术、黄芪等药物补益肺脾，羊乳根、石见穿、菝葜抗肿瘤解毒，神曲、炒麦芽健脾消食，补骨脂、淫羊藿、续断、骨碎补补肾强骨，桔梗、枳壳、僵蚕、姜黄取升降散之义，董克礼教授认为肺积的产生无论痰凝、血瘀、食积，最终都会影响到肺的气机运动，故《黄帝内经》有"出入废则神机化灭，升降息则气立孤危。故非出入，则无以生长壮老已；非升降，则无以生长化收藏"之论，因此，调升降、畅气机，恢复脏腑的升降运动也是治疗肺积的重要治则。枳壳配桔梗升降气机，有"通肺利膈下气"之效，僵蚕升阳中之清阳；姜黄降阴中之浊阴，一升一降，内外通和。

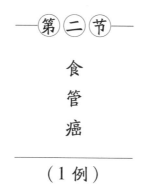

第二节

食管癌

（1例）

医案 144

周某，男，65 岁，2012 年 12 月 6 日。

初诊　主诉：食管癌根治术后 2 年，胃脘烧灼感，伴泛酸 2 年。病史：患者 2010 年 11 月 30 日行食管下段鳞状细胞癌根治术，术后辅助放化疗（具体分期及治疗方案不详），术后出现胃脘痞闷不舒，嘈杂烧灼感，伴泛酸，纳食正常，大便溏烂，日行 2 次，苔腻微黄，脉弦细。西医诊断：食管癌。中医诊断：食管癌病。中医辨证：脾胃气虚、寒热互结证。治法：调寒热、和肝脾。

处方　半夏泻心汤加减。姜半夏 10 g，黄芩 10 g，干姜 5 g，黄连 6 g，竹茹 6 g，吴茱萸 12 g，枳壳 6 g，陈皮 6 g，白术 12 g，茯苓 12 g，炙甘草 6 g。14 剂，水煎服，每日 1 剂，分 2 次服。

二诊　2012 年 12 月 20 日。患者胃脘嘈杂烧灼感、泛酸呃逆好转，诉仍纳食欠佳，予原方加厚朴 10 g，焦山楂 10 g，六神曲 10 g，行气消食，14 剂继服。

三诊　2013 年 1 月 3 日。食欲改善，胃脘痞闷、嘈杂烧灼感、泛酸呃逆基本消失。原方14剂继服。

　　按　该患者术后中气虚弱、升降失常、寒热错杂，故胃脘痞闷不舒、嘈杂烧灼、泛酸呃逆、大便溏烂，辨证为脾胃气虚、寒热互结证，以半夏泻心汤寒热互用和阴阳、辛苦并进调升降、补泻兼施顾虚实。方中半夏散结消痞、降逆止呕，为君药；干姜温中散邪，黄芩、黄连泄热消痞，为臣药；去滋腻的人参、大枣，加竹茹、山茱萸除烦止呕，加枳壳、陈皮、白术、茯苓益气健脾、和胃，为佐药；甘草调和诸药，为使药。全方共奏平调寒热、健脾止呃、散结除痞之功效。14剂治疗后，患者寒热平调，脾胃升降如常，但运化功能仍未恢复，加用厚朴、焦山楂、六神曲健脾行气消食，食欲改善。

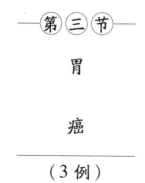

—第三节—

胃

癌

（3 例）

医案 145

朱某，女，60 岁，退休，2013 年 1 月 31 日。

初诊 主诉：胃癌根治术后 2 年，肝转移 6 个月。病史：患者于 2011 年初发现胃癌，并于当年 1 月行胃癌根治术，术后病理检查结果示：胃窦部中高分化腺癌。术后分期不详，术后未予辅助化疗。2012 年 7 月复查出现肝转移，就诊时主诉泛酸，呕吐涎沫，嗳气不除，大便日行 1~2 次，苔白腻，脉滑无力。西医诊断：胃癌。中医诊断：胃癌病。中医辨证：脾胃虚弱、痰浊中阻。治法：健脾和胃、降逆化痰。

处方 旋覆代赭汤加减。旋覆花（包煎）6 g，赭石（包，先煎）15 g，法半夏 10 g，生姜 10 g，炙甘草 6 g，茯苓 15 g，陈皮 10 g，煅瓦楞子（先煎）15 g。14 剂，水煎服，每日 1 剂，分 2 次服。

二诊 2013 年 2 月 14 日。患者诉睡眠差，原方加合欢皮 10 g 安神解郁，考虑患者晚期肿瘤，加仙鹤草 15 g，白花蛇舌草 15 g 解癌毒。

三诊 2013 年 2 月 28 日。泛酸、呕吐涎沫好转，睡眠改善，原方 14 副继续服。

按 该患者胃癌术后脾气虚损，运化失常，痰浊内阻导致胃脘痞闷胀满、嗳气频作甚至吐酸、恶心、脉虚无力等。脾虚当补，痰浊当化，气逆当降，以旋覆代赭汤加减。旋覆代赭汤出自《伤寒论·辨太阳病脉证并治下》第 161 条："伤寒发汗，若吐若下，解后心下痞硬，噫气不除者，旋覆代赭汤主之。"该方以旋覆花为君，下气化痰、降逆止噫；赭石为臣，甘寒质重，长于镇摄肝胃之逆气，能开胸膈、坠痰涎、止呕吐，患者痰浊中阻，故去人参，加重赭石用量，增其重镇降逆之功；佐以半夏、生姜、茯苓、陈皮，健脾益气、祛痰散结、降逆和胃，煅瓦楞子收敛制酸；使以甘草调和诸药。治疗 1 个月，患者脾胃健运，痰浊已化，气逆自降。

医案 146

鞠某，男，61 岁，2013 年 2 月 28 日。

初诊 主诉：贲门癌根治术后近 1 年。病史：患者 2012 年 3 月 2 日在南京军区总院行贲门癌根治术，术后病理检查结果示：贲门中分化腺癌。术后分期不详，术后未予辅助化疗。就诊时主诉泛酸，呃逆频作，进食流质及平躺后明显，口干喜饮，剑突下、胃脘部烧灼感，伴隐痛，食纳一般，舌质嫩红，苔薄，脉细数。西医诊断：胃癌。中医诊断：胃癌病。中医辨证：热结津伤、胃失和降。治法：降逆止呃、养阴清热。

处方 橘皮竹茹汤加减。陈皮 6 g，竹茹 6 g，法半夏 10 g，柿蒂 10 g，麦冬 15 g，北沙参 12 g，石斛 10 g，炒谷芽 15 g，炒麦芽 15 g，炙甘草 6 g。14 剂，水煎服，每日 1 剂，分 2 次服。

二诊 2013 年 3 月 14 日。诉呃逆、泛酸有改善，仍口干欲饮，原方基础上加玄参 10 g，生地黄 10 g 滋阴清热。

三诊 2013 年 4 月 11 日。患者泛酸、呃逆、剑突下烧灼感明显缓解，原方 14 副继续服。

按　该患者胃阴不足，阴虚内热，气逆不降，或呃逆，或干呕，虚烦少气。阴虚宜养，有热宜清，气逆宜降，故以橘皮竹茹汤加减清热补虚、和胃降逆。正如《金匮要略·呕吐哕下利病脉证治》言："哕逆者，橘皮竹茹汤主之。"方中陈皮辛温，行气和胃以止呃，竹茹甘寒，清热安胃以止呕，皆为君药；患者阴虚明显，去人参、大枣、生姜，加麦冬、北沙参、石斛养胃阴、清虚热，柿蒂降逆止呃，为臣药；法半夏、炒谷芽、炒麦芽健胃消食，为佐药；甘草调和诸药，为使药。全方共奏清热补虚、和胃降逆之功。治疗 14 日，患者仍口干欲饮，提示阴虚内热证仍存在，加玄参、生地黄后内热清，呃逆改善。

医案 147

刘某，男，48 岁，2018 年 5 月 5 日。

初诊　主诉：贲门癌术后近 1 年。病史：患者 2017 年 6 月 10 日行贲门癌根治术（全胃切除，食管-空肠吻合术），术后病理：贲门腺癌。术后分期 T3N1M0 ⅢA 期，术后予以 TF（紫杉醇+氟尿嘧啶）方案辅助化疗 6 周期，定期随访未见复发转移。就诊时主诉吐清水样物，纳差，胸脘胀满隐痛，喜温喜按，神疲乏力，大便易溏，舌淡苔白，脉细缓。西医诊断：胃癌。中医诊断：贲门癌病。中医辨证：脾胃虚寒。治法：温中益气、降逆止呃。

处方　丁香柿蒂汤加减。丁香 6 g，生姜 9 g，柿蒂 9 g，党参 15 g，炒白术 10 g，炙甘草 6 g，川朴 10 g，陈皮 10 g，茯苓 15 g，木香 6 g，焦山楂 15 g，神曲 15 g，草豆蔻 3 g。14 剂，水煎服，每日 1 剂，分 2 次服。

二诊　2018 年 5 月 19 日。患者泛吐清水样物、胸脘胀满隐痛等诸症缓解，原方继续服。

三诊 2018 年 6 月 16 日。患者乏力改善，脾胃虚寒之证消失，原方 14 剂继续服。

按 该患者胃癌术后脾胃损伤，中阳不足，升清降浊之职失司，宿食痰饮停于胃内不得运化，故呃逆不已，胸腹痞闷，喜温喜按，辨证为脾胃虚寒证。根据虚者补之、寒者温之、逆者降之的治疗原则，以丁香柿蒂汤温胃散寒、降逆止呃。丁香柿蒂汤出自《症因脉治》，清代张秉成在《成方便读》中提到："丁香温胃祛寒，补火生土；柿蒂苦温降气，生姜散逆疏邪，二味皆胃经之药；用人参者，以祛邪必先补正，然后邪退正安，且人参入胃，镇守于中，于是前三味之功，益臻效验耳。"方中君以丁香温胃行气，柿蒂降逆止呃；臣以生姜温中降逆；佐以党参、白术、茯苓补中益气，厚朴、木香、焦山楂、神曲、草豆蔻行气、和胃、消食；炙甘草调和诸药，为使药。全方共奏温中益气、降逆止呃之功。该患者治疗 1 个月，脾胃温养，升降自调。

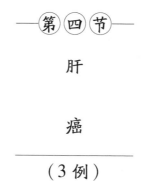

第四节

肝

癌

（3 例）

医案 148

杨某某，男，56 岁，2013 年 6 月 10 日。

初诊 主诉：胸胁及腹部胀痛不适 2 个月。病史：2013 年 4 月觉胸胁及腹部胀痛不适，左胁下可扪及肿块，4 月 12 日在湘潭市中心医院查肝胆 CT 示：肝左叶外侧段占位性病变，考虑肝癌，并右肝转移可疑。因不想手术及西医放化疗，经人介绍来寻名中医治疗。就诊时症见：胸胁胀痛，痛无定处，左胁下扪及肿块，面色黧黑，形体消瘦，双下肢轻度浮肿，腹水征阳性。舌暗红，有瘀斑，苔薄黄，脉涩。西医诊断：原发性肝癌。中医诊断：肝积。中医辨证：气滞血瘀。治法：行气活血、化瘀消积。

处方 第一阶段治疗，方用自拟化斑汤加减。赤芍 30 g，当归 20 g，桃仁 10 g，红花 10 g，三棱 10 g，莪术 10 g，炮穿山甲 10 g，车前子 20 g，黑白二丑各 10 g，黑葫芦 20 g，冬瓜皮 20 g，臭牡丹 20 g，半枝莲 20 g，凌霄花 20 g，水杨梅根 20 g，凤尾草 20 g。30 剂，水煎服，每日 1 剂，分 2 次服。

二诊 30 剂后，患者诉胸胁及腹部胀痛明显减轻，左胁下肿块有所缩小，双下肢水肿消失，但觉神疲乏力，纳食欠佳，舌稍暗，两侧有瘀斑，脉微涩，患者病情有所改善，辨证除气滞血瘀之外出现气虚之象，故开始第二阶段治疗，以健脾益气扶正为主，辅以活血化瘀、清热解毒抗肿瘤。

处方 黄芪60g，灵芝20g，黄精30g，鳖甲30g，鸡内金30g，当归20g，赤芍15g，桃仁10g，红花10g，三棱10g，莪术10g，炮穿山甲10g，臭牡丹20g，半枝莲20g，凌霄花20g，水杨梅根20g，凤尾草20g。以上方为基础方加减服用4年，患者病情一直稳定，能正常工作生活，4年后改为每年服用中药半年，随访至今仍健在。

按 原发性肝癌包括肝细胞癌、胆管细胞癌及两者混合细胞肝癌，是病死率较高的恶性肿瘤之一，临床常表现为腹部肿块、胁痛、黄疸、腹水、消瘦等症状，中医学多将其归属于"肝积""癖黄""积聚""臌胀"等病症范畴，董克礼教授认为，肝癌之发病，外因为湿热毒疫之邪侵袭人体蕴结肝胆，内因则为饮食劳倦七情内伤，内外因综合错杂导致脏腑虚损、功能失调，气滞血瘀，邪毒凝积，日久成癌。肝癌的发生与瘀、毒关系最为密切，首先责之于肝失疏泄，肝郁气滞，气机失畅则血行瘀阻，滞于肝络，郁而化火，聚痰凝毒，耗损正气，化积成癌，出现胁下痞块，胀满刺痛、面黑消瘦，体倦乏力等症。董克礼教授认为气滞血瘀是肝癌最常见的证候，也是最根本的病机，贯穿了肝癌早、中、晚期全部病程，临床上他主张驾简驭繁，抓住气滞血瘀关键病机进行治疗。

该例患者胸胁及腹部胀痛不适、胁下肿块、面色黧黑，形体消瘦，舌暗红有瘀斑，苔薄黄，脉涩，故辨证为气滞血瘀型肝癌，系因情志不遂或郁怒伤肝，致肝气郁结，气机不畅，脉络不通、血行瘀阻，聚痰凝毒，耗损正气，化积成癌。予以行气活血、化瘀消积，方用自拟化斑汤加减，药用赤芍、当归、桃仁、红花、三棱、莪术、炮穿山甲活血化瘀为主。"见肝之病，知肝传脾"，肝气拂郁则克伐脾土导致脾气亏虚，气滞血瘀日久也损耗正气，故肝癌气滞血瘀患者往往伴有脾气亏虚之证，可加黄芪、灵芝健脾补气扶正。临床上此型患者，要根据其气滞血瘀与气虚这对邪正与虚实的矛盾来灵活加减用药，气滞血瘀邪实明显者重用活血化瘀理气药，减少补气药；气虚明显者则需减少行气活血药，加强补气健脾扶正治疗。

医案 149

楚某某，女，52 岁，2014 年 9 月 8 日。

初诊 主诉：胸胁胀痛、发热 1 个月。病史：患者 2014 年 8 月初于劳累后觉胸胁部胀痛不适，伴发热，食欲下降，在当地（益阳市）人民医院查腹部 CT 示：右肝内见一大小约 7.4 cm×5.2 cm×5.0 cm 低密度肿块，考虑肝癌可能性大，门脉右前支部分属支内癌栓形成。患者因不愿行手术及放化疗，来董克礼教授门诊就诊，症见：发热，测体温 38 ℃，右胁下扪及明显肿块，质地坚硬，胸胁胀痛明显，口干，大便稍干，小便带血，食欲及睡眠欠佳，舌红苔黄，脉弦数。西医诊断：原发性肝癌。中医诊断：肝积。中医辨证：火毒内蕴。治法：泻火解毒，养阴消积。

处方 黄连解毒汤加味。黄连 10 g，黄芩 10 g，黄柏 10 g，栀子 10 g，大黄（后下）10 g，石见穿 30 g，白花蛇舌草 30 g，漏芦 30 g。嘱服 15 剂，水煎服，每日 1 剂，分 2 次服用。

二诊 2014 年 11 月 10 日。患者诉服用上方 15 剂后，体温正常，尿血消失，自我感觉舒适，遂按照此方继续服用 2 个月，现自觉胸胁部疼痛减轻，右侧胁下肿块缩小，食欲改善，但仍有口干尿黄，睡眠欠佳，夜里有潮热盗汗现象，舌暗红苔黄有细裂纹，脉弦细数。中医辨证：热毒伤阴。治法：养阴扶正，清热解毒抗肿瘤。

处方 西洋参 20 g，麦冬 30 g，龟甲 30 g，鳖甲 30 g，五味子 10 g，黄连 10 g，黄芩 10 g，黄柏 10 g，栀子 10 g，石见穿 20 g，白花蛇舌草 30 g，漏芦 20 g，臭牡丹 20 g，半枝莲 20 g，凌霄花 20 g，水杨梅根 20 g，凤尾草

20 g。嘱以此方为基础方加减治疗半年到 1 年。

三诊 2015 年 11 月 15 日。患者诉间断服用二诊处方 1 年余，精神、食欲、睡眠均佳，无明显潮热盗汗，稍有口干，大小便正常，胸胁疼痛缓解，自觉右侧胁下肿块明显缩小。舌暗红，苔薄黄有细裂纹，脉弦细数。中医辨证：气阴亏虚，热毒未清。治法：益气养阴扶正，清热解毒抗肿瘤。

处方 黄芪 30 g，西洋参 20 g，麦冬 30 g，龟甲 20 g，鳖甲 20 g，灵芝 10 g，五味子 10 g，臭牡丹 20 g，半枝莲 20 g，凌霄花 20 g，水杨梅根 20 g，凤尾草 20 g。患者以三诊处方加减，坚持服用中药治疗至今，期间多次复查病情稳定，至今精神状态良好如常人。

按 董克礼教授认为肝为风木之脏，极易郁而化火，火毒内蕴，燔灼肝胆，伤阴耗气，气滞血瘀，凝毒成癌，晚期可致阴虚气弱，胆汁外溢，血液妄行，出现黄疸、便血、吐血等症。故董克礼教授在肝癌诸多致病邪气中尤重血瘀火毒之病理因素，强调活血化瘀清热泻火解毒治疗，往往收到良好效果。该病例临床症见胁下肿块明显，口干，大便干，小便带血，舌红苔黄，脉弦数，辨证为火毒内蕴型肝癌，治疗原则以泻火解毒为主，方用黄连解毒汤加减，方中黄连、黄芩、黄柏、栀子、石见穿、白花蛇舌草、漏芦清热解毒泻火。火毒内蕴，日久烁血伤阴，故此型患者往往伴有阴虚症状，可在泻火解毒基础上加参麦饮及龟甲、鳖甲等养阴扶正之品。火毒盛与阴液虚，是一对正邪与虚实矛盾，泻火解毒药与滋阴扶正药的用药比重可根据邪正的盛衰变化而适度调整，灵活掌握。火毒盛为主者以清热泻火解毒治疗为主，如果火毒伤阴导致阴亏明显，则治疗应以滋养阴液为主，如果火毒与阴亏程度相仿，治疗则应清热泻火解毒与养阴扶正并重。

医案 150

喻某，男，45 岁，2015 年 8 月 26 日。

初诊　主诉：皮肤巩膜发黄、尿黄 1 个月余。病史：患者 2015 年 7 月中旬无诱因出现皮肤巩膜发黄、尿黄，于 2015 年 7 月 20 日入院株洲市中心医院，经 CT、MOCP 检查及病理活检诊断为"胆总管下段中-低分化腺癌"，予 PTCD 外引流术减黄及扩大胰、十二指肠切除术后于 2015 年 8 月 25 日出院，出院后仍有皮肤巩膜发黄、尿黄，伴乏力、食欲减退，经人介绍特来董克礼教授门诊处求中医药治疗。舌暗红有瘀斑，苔黄腻，脉弦滑。西医诊断：胆总管下段中-低分化腺癌并肝内转移。中医诊断：黄疸。中医辨证：瘀毒湿热互结。治法：活血化瘀、清热祛湿退黄。

处方　自拟化斑汤合黄连解毒汤加减。赤芍 30 g，桃仁 10 g，红花 10 g，三棱 10 g，莪术 10 g，炮穿山甲 10 g，臭牡丹 20 g，半枝莲 20 g，凌霄花 20 g，水杨梅根 20 g，凤尾草 20 g，黄连 10 g，黄芩 10 g，黄柏 10 g，栀子 10 g，大黄（后下）10 g，石见穿 30 g，白花蛇舌草 30 g，茵陈 30 g。30 剂，水煎服，每日 1 剂，分 2 次服。

二诊　2015 年 9 月 27 日。患者诉皮肤巩膜黄染明显减轻，尿黄，大便不成形，仍神疲乏力，纳食欠佳，舌稍暗，两侧有瘀斑，苔薄黄腻，脉弦滑。中医辨证：瘀毒湿热互结兼脾虚。治法：化瘀祛湿、清热解毒抗肿瘤兼健脾益气扶正。

处方　黄芪 60 g，灵芝 20 g，黄精 30 g，鳖甲 20 g，鸡内金 10 g，当归 20 g，赤芍 15 g，三棱 10 g，莪术 10 g，炮穿山甲 10 g，石见穿 30 g，白花蛇舌草 30 g，茵陈 30 g，黄连 10 g，黄柏 10 g，栀子 10 g，臭牡丹 20 g，半枝莲 20 g，凌霄花 20 g，水杨梅根 20 g，凤尾草 20 g。患者以二诊处方为基础方加减治疗 2 年，患者皮肤巩膜黄疸消失，精神、食欲、睡眠良好，大小便正常，病情明显改善，多次复查腹腔 CT 示胆总管下段癌术后改变，肝内多发低密度结节缩小好转。舌质稍暗红，苔薄黄，脉弦细。

三诊　2017 年 10 月 8 日。患者诉无皮肤巩膜黄染，复查病情稳定无进展，一般情况好，稍口干，偶疲乏，舌质稍暗红，苔薄黄，脉弦细。中医辨证：气阴亏虚，余毒未尽。治法：补气养阴扶正为主，辅以清热解毒抗肿瘤。

处方　黄芪 30 g，西洋参 20 g，麦冬 30 g，龟甲 20 g，鳖甲 20 g，灵芝 10 g，五味子 10 g，白花蛇舌草 30 g，石见穿 30 g，臭牡丹 20 g，半枝莲 20 g，凌霄花 20 g，水杨梅根 20 g，凤尾草 20 g。患者坚持间断服用三诊处方治疗，随访至今健在。

按　此三例肝癌患者，病机上均有气滞血瘀、热毒亢盛之特点，故治疗上均重活血化瘀、泻火清热解毒，方用自拟化斑汤、黄连解毒汤等加减，至病程后期，肝癌之火毒燔灼最易伤阴耗气，导致阴虚或脾虚气弱之象，临床可根据患者症状、舌脉及病程加以辨证，在活血化瘀、泻火清热解毒治疗基础上兼顾益气养阴扶正，才能收到良好的效果。董克礼教授指出，临床治疗各种癌症时，不但要抓住不同的"证"，还要抓住特定的"病"，将辨病和辨证有机结合起来，辨证用药同时也辨病用药，针对性进行"中药靶向治癌"，才能收到满意效果。例如，针对气滞血瘀型肝癌，他主张在行气活血化瘀治疗基础上加入抗肝癌的靶向中药；针对火毒内蕴型肝癌，主张在清热泻火解毒治疗基础上加入抗肝癌的靶向中药。董克礼教授认为针对不同的肿瘤，中药有不同的"靶向"，选对中药"靶向药"抗肿瘤，能提高治癌的临床疗效。董克礼教授在长期治疗肝癌的临床实践中，摸索出了一些能够有效治疗肝癌的"中药靶向药"，在辨证分型治疗的同时，他往往在处方中加入这些中药抗肝癌"靶向药"提高临床疗效，其常用药有：

臭牡丹，半枝莲，凌霄花，水杨梅根，凤尾草等。这些肝癌靶向中草药大多具有化瘀、清热、解毒等功效，并且都归入肝经，诸多现代医学药理研究实验也表明这些抗肝癌"靶向药"均具有一定的体内或体外抗肿瘤作用，值得进一步深入研究。

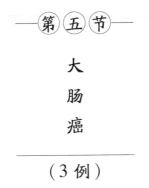

第五节

大肠癌

—— (3 例) ——

医案 151

邓某某，男，45 岁，2015 年 1 月 7 日。

初诊 主诉：腹痛腹胀腹泻 2 年余。病史：患者于 2013 年 12 月因腹痛腹胀并发现大便泄泻，在长沙市某三甲医院经肠镜加病理学检查诊断为升结肠高分化腺癌，并行结肠癌根治术，术后行规范放疗+化疗，症状消失，病情稳定；2014 年 10 月患者又出现腹部不适伴腹泻，有时泻脓血便，长沙市某三甲医院全腹 PET-CT 示：升结肠肿块伴周围淋巴结肿大，左侧耻骨、右侧第 10 肋骨局灶性骨质破坏并糖代谢异常增高，考虑腺癌复发伴骨转移。患者不愿再次手术及放化疗，于 2015 年 1 月 7 日就诊于董克礼教授门诊，症见：腹部冷痛兼胀满不适，晨起泄泻 5~7 次，间下脓血便或不消化食物，伴腰膝酸软、面色苍白、少气懒言，畏寒肢冷，舌淡苔白，脉细弱。西医诊断：结肠癌。中医诊断：肠积。中医辨证：脾肾阳虚。治法：温肾健脾，祛邪散结。

处方 四君子汤合四神丸加减。人参 20 g，白术 20 g，茯苓 20 g，补骨脂 12 g，肉豆蔻 12 g，五味子 8 g，制附子（先煎）9 g，大枣 30 g，生姜 30 g，马齿苋 30 g，槐花 30 g，仙鹤草 60 g，红藤 15 g，芙蓉花 15 g，冬凌草 15 g，黄药子 3 g。30 剂，水煎服，每日 1 剂，分 2 次服。

二诊 2015年2月6日。患者诉其腹痛缓解，仍有腹胀，腹泻减为每日3~4次，疲倦及畏寒肢冷等症状改善，舌暗淡苔白，脉细涩。中医辨证：脾肾阳虚兼湿瘀中阻。治法：温肾健脾，疏肝活血，宽肠理气。

处方 原处方去红藤、黄药子，加薏苡仁50 g，厚朴15 g，预知子15 g，嘱服用30~60剂，水煎服，每日1剂，分2次服。

三诊 2016年2月2日。患者以此方加减，未间断服用近1年，精神状态好转，偶有腹部隐痛及腹胀，大便溏，每日2~3次，无便下脓血或不消化食物，仍气短乏力，舌质淡有齿痕，苔白腻，脉细滑或弦细。在湘雅三医院复查全腹增强CT示：结肠肿块及周围淋巴结均较前缩小。中医辨证：脾虚湿阻。治法：益气健脾，化湿消滞。

处方 参苓白术散加减。黄芪50 g，明党参30 g，白术20 g，茯苓20 g，山药30 g，薏苡仁30 g，白扁豆15 g，灵芝20 g，鳖甲20 g，预知子15 g，冬凌草15 g，仙鹤草15 g，龙葵15 g，厚朴10 g，砂仁6 g，山麻根6 g，瓦松6 g。嘱患者长期服用巩固病情，患者在家以此方为主方，间断服用3年后症状基本消失，2019年5月在当地医院复查胸部及腹腔盆腔CT示：胸部及腹盆部CT未见明显异常，左侧耻骨囊变区，考虑良性改变。电话随访患者目前仍健在，能下地种菜。

按 结肠癌和直肠癌，统称为"大肠癌"，临床表现主要为排大便习惯改变以及粪便形状异常，常伴有持续性腹痛、腹胀、腹部隐痛、里急后重、排脓血或黏液便、腹部或直肠触及包块，或不明原因的消瘦、乏力等全身性症状，大肠癌的病因为外感六淫邪毒、饮食不节、七情不畅、久病伤正等导致人体阴阳失衡，脏腑经络失和，气机不畅，营血失调，大肠传导失司，湿热瘀毒留滞于肠，久而成"痛"、成"积聚"。董克礼教授认为大肠癌最根本的病机在于正虚邪实，多因饮食不节、湿热瘀滞伤脾，或因酒色劳欲过度伤肾，故本虚多责脾肾亏虚，标实多为湿邪阻滞、湿热瘀互结，正虚与邪实互为因果，因虚而致积，因积而益虚，久则积块益大而体更虚衰。董克礼教授治疗大肠癌常以扶正与祛邪相结合，扶正以健脾益气，补肾填精为主；祛邪以清热利湿，活血祛瘀解毒为主。早中期以祛邪为主，扶正为辅，晚期脏腑虚损明显者以扶正为主，兼顾祛邪。

本案患者行根治术并放疗、化疗后，机体正气受损，久之脾肾阳虚，大肠运化失常，故见腹部冷痛，五更泄泻，腰膝酸软，少气懒言，畏寒肢冷。治疗上宜以温肾健脾为主，辅以祛邪散结，方选四君子汤合四神丸加减，人参、白术、茯苓、炙甘草、大枣健脾益气，制附子、补骨脂、肉豆蔻温肾暖脾，温中行气，五味子、仙鹤草、槐花补虚涩肠止泻止血，芙蓉花、冬凌草、马齿苋、红藤、薏苡仁清利肠道湿热，消肿排脓，黄药子清热解毒、化痰散结，厚朴、预知子行气宽肠。治疗取效后，患者表现为少腹隐痛、便溏、气短乏力等脾虚湿阻之象，予参苓白术散为主方加减，在益气健脾祛湿之基础上，加灵芝鳖甲扶正兼软坚散结，冬凌草、仙鹤草、龙葵、山麻根、瓦松清热解毒，活血止血，利湿消肿，抗肿瘤散结，坚持治疗数年后患者临床症状消失，收到了满意疗效。

医案 152

周某某，男，54岁，2014年12月5日。

初诊 主诉：腹泻、大便带血1周。病史：因腹泻、大便带血，伴有肛门灼热，于2014年11月29日在湖南省肿瘤医院行盆腔MR平扫+增强，示：直肠中段距离肛门约6 cm右侧壁可见结节状增厚，局部形成肿块影，长约2.5 cm，该段右侧肠壁肌层不连续，似可见少许条索软组织信号影侵犯右侧直肠系膜，直肠系膜未见肿大淋巴结影，盆腔未见积液。诊断为"直肠癌（疑T3期）"。患者不愿意手术治疗及放疗化疗，遂经人介绍来董克礼教授处就诊，症见肛门坠胀灼痛不适，泻脓血便，每日5~6次，伴里急后重，胸闷心烦，恶心，纳谷不香，舌暗红苔黄腻，脉滑数。西医诊断：

直肠癌。中医诊断：肠积。中医辨证：湿热蕴结。治法：清热利湿，解毒散结。

处方 槐花地榆汤加减。槐花 30 g，地榆 30 g，茵陈 30 g，土茯苓 30 g，马齿苋 30 g，败酱草 30 g，蒲公英 30 g，仙鹤草 30 g，白花蛇舌草 30 g，半枝莲 15 g，鸡骨草 15 g，红藤 15 g，川贝母 10 g，桔梗 10 g。30 剂，水煎服，每日 1 剂，分 2 次服。

二诊 2015 年 1 月 4 日。患者服上方 1 个月后再次就诊，诉肛门灼热疼痛及里急后重等不适明显缓解，大便脓血已止，间有大便带血，腹胀，胸闷，恶心，纳谷不佳，舌暗红苔白腻微黄，脉弦滑。中医辨证：脾湿瘀阻。治法：健脾祛湿，化瘀散结。

处方 槐花地榆汤合参苓白术散加减。明党参 30 g，白术 10 g，茯苓 30 g，山药 30 g，白扁豆 10 g，薏苡仁 30 g，砂仁 10 g，陈皮 6 g，厚朴 10 g，龙葵 30 g，槐花 30 g，地榆 30 g，仙鹤草 30 g，白花蛇舌草 30 g，半枝莲 15 g，甘草 6 g。嘱患者以此方为基本方，加减服用半年。三诊：2015 年 7 月 6 日。患者诉便血、腹胀、胸闷、恶心等症状基本缓解，食欲改善，舌暗红，苔白腻，脉弦滑。

处方 参苓白术散加减。明党参 30 g，白术 10 g，茯苓 30 g，山药 30 g，白扁豆 10 g，薏苡仁 30 g，灵芝 20 g，鳖甲 20 g，芙蓉花 15 g，冬凌草 15 g，厚朴 10 g，砂仁 6 g，陈皮 6 g。嘱患者以此方为基本方，加减服用。患者一直间断服用此方，2019 年 6 月在当地医院复查胸、腹、盆腔 CT 均未见明显异常，随访至今健在。

按 本案患者未经手术及放化疗，机体正气未伤，临床表现为湿热蕴结大肠，灼血为瘀，热盛为毒，互结之实证为主，故治以清热利湿，解毒散结，活血化瘀为主，采用槐花地榆汤加减，患者肛门灼热疼痛及里急后重等不适明显缓解，大便脓血渐止，出现腹胀、胸闷、恶心、纳谷不佳等脾虚湿滞之象，故二诊予以槐花地榆汤合参苓白术散加减，抗肿瘤祛邪与扶正固本并重，至疾病后期，患者邪气式微，故以参苓白术散扶正为主加减，守方长期服用，最终收到全功。

医案 153

张某某，男，63 岁，2019 年 10 月 9 日。

初诊 主诉：反复下腹痛伴大便性状改变近 2 年，结肠癌根治术后 1 年，肝转移 4 个月。病史：患者于 2018 年 6 月份因反复下腹痛伴大便性状改变半年余来我院普外科就诊，行结肠镜检查示：距肛门 28 cm 处可见一环形肿块，表面溃烂，肠腔明显狭窄。病检结果回报：中分化腺癌。收入院行结肠癌根治术，术后化疗 6 次。2019 年 6 月因纳差 1 个月余来我院复查 CT 发现右肝后叶下段可见一 3.8 cm×5 cm 大小低密度灶，考虑转移瘤。行化疗 5 次后，难以耐受，复查 CT 肝脏肿块无明显缩小。2019 年 10 月 9 日遂到中医科门诊求治。刻诊：神疲乏力，面白少华，纳差，大便稀溏，时有黏液，舌暗淡边有齿痕，苔黄微腻，脉沉弦。西医诊断：结肠癌术后、化疗后并肝转移。中医诊断：肠积、肝积。中医辨证：气血亏虚，湿毒郁滞。治法：益气养血，解毒祛湿。

处方 半枝莲 30 g，半边莲 30 g，莲子 30 g，生晒参 10 g，黄芪 30 g，红景天 30 g，熟地黄 30 g，当归 30 g，鸡血藤 30 g，炒薏苡仁 30 g，茯苓 30 g，神曲 30 g，猪苓 12 g，龙葵 20 g。21 剂，水煎服，每日 1 剂，分 2 次服。

二诊 2019 年 11 月 2 日。大便基本成形，胃纳好转，神疲乏力明显改善，夜间睡眠浅，梦多易醒。舌质暗淡边有齿痕，苔薄黄，脉沉弦。提示正气渐复，上方茯苓改为茯神 30 g，去龙葵，加首乌藤 30 g，珍珠母 30 g。30 剂，水煎服，每日 1 副，分 2 次服。

三诊 2019 年 12 月 2 日。无明显不适，胃纳正常，大便正常，睡眠可。复查 CT 提示右肝后叶下段可见一 1.8 cm×3.2 cm 大小低密度灶，肿块较前明显缩小。提示患者病情稳定好转，湿毒渐退。舌质淡，边有齿痕，苔薄白，二诊方去首乌藤、珍珠母、半枝莲、半边莲。30 剂。随访至今，病情稳定。

按 三莲消瘤方是董克礼教授用于结直肠癌术后、化疗后以及复发转移的常用基础方，以莲子、半枝莲、半边莲为主药，莲子补中养神益气力，兼固涩之性，半枝莲、半边莲解毒祛湿，在此基础上，加以益气养血渗湿之品，湿毒去，正气安。

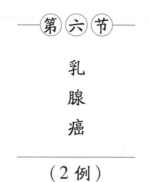

乳腺癌

（2例）

医案 154

何某，女，41岁，2011年8月15日。

初诊 主诉：右乳癌根治术后7年余，肺、骨转移1年余，卵巢去势术后1年，患者2004年5月行右乳癌根治术，Luminal A型，2010年8月出现肺、骨转移，同年行卵巢去势术，术后来曲唑内分泌治疗，就诊时主诉头晕耳鸣，腰膝酸痛，五心烦热，烦躁易怒，口干口苦，尿黄便结，舌质嫩红，苔少、薄黄，脉细弦数。西医诊断：乳腺癌。中医诊断：乳岩。中医辨证：肾精不足、阴虚火旺。治法：补肾清肝、滋阴降火。

处方 滋水清肝饮合二至丸加减。熟地黄15 g，山药10 g，山茱萸10 g，牡丹皮12 g，茯苓10 g，柴胡6 g，白芍12 g，栀子6 g，当归12 g，酸枣仁12 g，女贞子12 g，墨旱莲10 g。14剂，水煎服，每日1剂，分2次服。

二诊 2011年8月29日。患者头晕耳鸣，腰膝酸痛，五心烦热，烦躁易怒等症稍缓解，继续原方14剂服用。

三诊 2011年9月12日。潮热、汗出、烦躁易怒症状明显改善，继续原方 14 剂服用，并且继续来曲唑治疗，复查 CT 肿瘤病灶稳定。

医案 155

王某，女，64 岁，2009 年 7 月 10 日。

初诊 主诉：左侧乳腺癌根治术后 2 年余。病史：患者 2007 年 5 月行左侧乳腺癌根治术，Luminal A 型，术后予多西紫杉醇+氟尿嘧啶辅助化疗 1 周期，因Ⅲ度消化道反应及Ⅲ度骨髓抑制未继续化疗，2007 年 8 月开始托瑞米芬内分泌治疗。就诊时谷草转氨酶、谷丙转氨酶轻度升高，症见：面颧潮红，易汗，口干不欲饮，头昏，视物模糊，脘闷纳呆，入寐差，大便干，尿黄，苔薄黄腻，舌质红，脉滑数。西医诊断：乳腺癌。中医诊断：乳岩。中医辨证：肝肾阴虚、湿热内蕴。治法：滋肾清肝、兼清湿热。

处方 滋水清肝饮合茵陈蒿汤加减。茵陈蒿 15 g，栀子 10 g，生大黄 5 g，生地黄 15 g，北沙参 12 g，泽泻 10 g，山茱萸 10 g，茯苓 10 g，牡丹皮 10 g，赤芍 10 g，枸杞子 10 g，蒲公英 15 g，柴胡 6 g，炒酸枣仁 20 g。14 剂，水煎服，每日 1 剂，分 2 次服。

二诊 2009 年 7 月 24 日。复查肝功能，谷草转氨酶、谷丙转氨酶正常；颧红潮热、头昏视糊等症状缓解；入寐仍差，原方加柏子仁 15 g，合欢皮 10 g，首乌藤 10 g 宁心安神。

三诊 2009 年 8 月 9 日。以上诸症缓解，继续原方巩固服用。

按 乳腺癌内分泌药物治疗乳腺癌扰乱了肾-天癸-冲任-胞宫生殖轴的平衡状态，其证候类似于绝经前后诸症，肾精不足、阴虚火旺是本病的主要病机。临床上常用滋水清肝饮补肾清肝、滋阴降火。医案 154 患者肾气不足，加之手术损伤冲任、耗伤阴血，以致真阴不足，肾水亏虚，阴不维阳，

木郁化火，烘热时作。此为肾阴亏虚、肝郁化火之证。予滋水清肝饮合二
至丸补肾清肝、滋阴降火。滋水清肝饮源自杨乘六之《医宗己任编》，为补
肾疏肝、滋阴降火的代表方之一。二至丸出自《医便》卷一，具有补益肝
肾，滋阴止血之功效。方中生地黄、山茱萸、山药、泽泻、茯苓滋阴补肾，
牡丹皮、柴胡、栀子疏肝降火，酸枣仁、白芍、当归滋阴养血安神，合二
至丸补益肝肾，滋阴止血。诸药合用，使肾阴充养，肝气畅达，虚火得降。
医案155患者有脘闷纳呆、苔薄黄腻、舌质红等湿热内蕴之征，考虑湿热内
蕴，伤及阴津，滋肾清肝同时兼清湿热，故合茵陈蒿汤清热利湿。

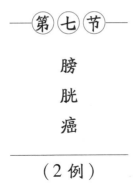

第七节

膀
胱
癌

（2例）

医案 156

赵某，女，55岁。2018年4月5日。

初诊 主诉：膀胱癌术后1年伴双下肢浮肿半年。病史：患者1年前因血尿行膀胱镜检查，诊为膀胱癌，遂行手术，术后体力一直未复，并于半年前出现双下肢水肿，在当地医院查B超提示为双肾积水。刻症：疲劳乏力，头昏、背冷，恶心纳差，腰部时有灼热感，入夜足踝部竣胀，大便略溏，量少不畅，小便夹有泡沫，面色少华，舌质淡暗隐紫，苔白略厚，脉细无力。西医诊断：膀胱癌。中医诊断：水肿。中医辨证：肾气亏虚，水湿不化，脉络瘀阻。治法：温补肾阳，化瘀行水。

处方 金匮肾气丸合五苓散加减。制附片（先煎）5 g，肉桂（后下）5 g，猪苓20 g，茯苓20 g，山萸萸10 g，牡丹皮10 g，熟地黄10 g，肉苁蓉10 g，白术10 g，生黄芪20 g，乌药10 g，淫羊藿10 g，牛膝10 g。7剂，水煎服，每日1剂，分2次服。

二诊 2018年4月12日。服上方7剂后，双下肢浮肿减轻，头昏恶心减轻，饮食好转，大便通畅，小便正常。两足竣胀感明显，苔薄白，舌质淡，脉细无力，原法续进，上方加炒杜仲12 g。7剂，水煎服，每日1剂，分 2 次服。

三诊 2018 年 4 月 19 日。双下肢浮肿明显消退，精神好转，恶心减少，食纳转旺，背冷不著，大便有时溏泄，舌质淡暗隐紫，苔薄，脉细，药已中的，治守原法。

此后，以温阳益肾，化气行水为主法，随症加减进退，至 2018 年 9 月 23 日服药已 150 剂，复查肾 B 超提示双肾积液较前有明显改善。仍从肾虚气化失司，水湿潴留治疗，以巩固疗效。

按 本案患者临床表现比较复杂，寒、热、湿、瘀、虚等，然结合病因、病程、症状、舌脉综合分析，以肾阳亏虚为本病之根本，肾阳虚则温熙失职，水湿难化，潴留局部而为积水；肾阳虚则血行迟滞，水湿停则经隧难通，因而导致遇阻脉络，水瘀久结，郁而发热，故有热象之标，治疗自当温阳益肾，化气行水，病机的关键在于肾阳亏虚，气化不行，故主方选金匮肾气丸合五苓散，方证合拍。

医案 157

齐某某，男，86 岁，2015 年 7 月 10 日。

初诊 主诉：膀胱癌术后 4 年，无痛性血尿 1 个月余。病史：患者 4 年前因尿血行膀胱镜检查发现膀胱壁肿物，病理检查提示：膀胱尿路上皮癌。遂行经尿道膀胱肿瘤电切术，术后规律膀胱灌注化疗。近 1 个月来，又出现反复无痛性血尿，多于小便终末期出现，查膀胱镜示肿瘤复发，外科医生考虑患者年龄大，难以耐受再次手术治疗，建议中医保守治疗，遂至中医科门诊就诊。刻诊：面色苍白，少气乏力，尿血，伴头晕目眩，小腹坠胀疼痛，腰酸肢冷，消瘦，便溏，纳差。舌质淡，苔薄白，苔根稍黄腻，脉沉细弱。西医诊断：膀胱癌术后复发。中医诊断：血淋。中医辨证：脾肾两虚，湿热内结。治法：健脾益肾，解毒凉血，软坚散结。

处方　大补元煎加减。生晒参6 g，黄芪30 g，山药30 g，熟地黄30 g，山茱萸30 g，杜仲30 g，桑螵蛸15 g，土茯苓30 g，土贝母15 g，白花蛇舌草30 g，玄参12 g，白茅根30 g，仙鹤草30 g，大蓟15 g，小蓟15 g，浙贝母20 g，昆布20 g，炒神曲30 g，炒谷芽30 g。30剂，水煎服，每日1剂，分2次服。服药1个月后血尿明显减轻，食纳明显改善，面色较前红润，小腹坠痛缓解。此后，尿血间断性发作，仍以上方出入为治，服药后均能缓解，继续带瘤生存4年余，至2019年12月因肺部感染，呼吸衰竭离世。

按　本案为膀胱癌术后患者，综其四诊所得，为本虚标实之证，久病迁延，年老体衰，脾肾不固，气不摄血，癌毒复炙，下焦湿热，迫血妄行，合为尿血。治当标本兼顾，健脾益肾，解毒凉血。方中生晒参、黄芪、山药健脾益气，熟地黄、山茱萸、杜仲、桑螵蛸补肾填精，土茯苓、土贝母、白花蛇舌草、玄参清利湿热，兼有抗肿瘤作用，白茅根、仙鹤草、大蓟、小蓟凉血止血，浙贝母、昆布软坚散结，炒神曲、炒谷芽健脾消食。

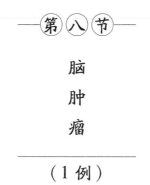

第八节

脑

肿

瘤

———

（1 例）

医案 158 ——————————————————————————————

顾某，女，69 岁，2013 年 10 月 18 日。

初诊 主诉：发现脑肿瘤近 1 个月，头晕恶心 2 周余。病史：患者 2013 年 10 月 1 日自觉头昏眩晕，晨起恶心呕吐，俯首常易鼻衄，咳嗽，头项酸痛，活动不利，口干，视物晃动，流泪，周身浮胀，大便数日一行，行路有时不稳，或有手麻，2013 年 9 月 25 日南京军区总院脑部磁共振检查提示：脑底脊索瘤 5.2 cm×4 cm×4.6 cm。苔黄中薄腻，脉细。西医诊断：脑底脊索瘤。中医诊断：脑瘤。中医辨证：风痰瘀阻，清阳失用，肝肾下虚。治法：化痰逐瘀，培补肝肾。

处方 炙白附子 6 g，胆南星 6 g，制僵蚕 10 g，炮穿山甲（先煎）10 g，炙水蛭 5 g，葛根 15 g，炙蜈蚣 3 条，天花粉 12 g，川石斛 15 g，竹沥 10 g，半夏 10 g，天冬 12 g。60 剂，水煎服，每日 1 剂，分 2 次服。

二诊 2013 年 12 月 16 日复查脑部 MRI 示，右侧斜坡脊索瘤伴出血、脑萎缩，瘤体较前缩小约 1 cm，唯出现病灶内出血，自觉颈僵酸楚不和，间有头晕头痛，多泪，视物模糊，胃纳欠佳，大便正常，苔薄腻中有裂纹，质暗隐紫，脉细。肝肾阴虚，内风上扰，痰瘀阻络，清气不能上承：大黄

（后下）6 g，桃仁 10 g，海藻 12 g，天冬、麦冬各 10 g，枸杞子 10 g，炙女贞子 10 g，墨旱莲 10 g，葛根 15 g，天花粉 15 g，炙蜈蚣 3 条，泽兰 10 g，泽泻 15 g，炙鸡金 10 g。

三诊 2014 年 3 月 7 日。患者以二诊处方加减服用约半年，头晕头痛消失，目涩多泪改善，口干，天阴时颈稍僵，复查脑部 CT：前后对照，瘤体有所缩小。自觉精神良好，但两目视物模糊不清，咽喉部痒感，时有刺激性呛咳，苔薄黄腻，质暗红，脉细滑：大生地黄 15 g，川石斛 15 g，枸杞子 10 g，菊花 10 g，川芎 10 g，泽兰 10 g，泽泻 15 g，白毛夏枯草 12 g，花粉 15 g，制僵蚕 10 g，海藻 12 g，炙蜈蚣 3 条，全蝎 5 g，天冬 10 g，南沙参、北沙参各 12 g，炙蟾皮 5 g，泽漆 12 g，山慈菇 10 g，山豆根 6 g。

按 脑肿瘤治疗较难，治疗该病，抓住风、痰、瘀、虚的病理特点，以虫类药物搜风化瘀通络，以胆南星、竹沥半夏、白附子化痰散结解毒，以抵挡汤、穿山甲破血逐瘀，以杞、菊、地黄等培补肝肾、明目，标本同治，攻补兼施，药证合拍，最终肿瘤病灶缩小，症状明显改善，可谓效显。故中医药治疗肿瘤当守法守方，不可求速效。

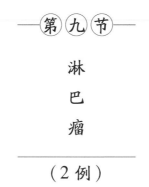

淋巴瘤

（2 例）

医案 159

贺某，女，66 岁，2011 年 9 月 20 日。

初诊 主诉：胃弥漫大 B 淋巴瘤术后 1 年余，恶心呕吐 1 年。病史：患者 2009 年 12 月 25 日在南京军区总医院行"单孔腹腔镜下远端胃大部分切除术"，术后病理：胃弥漫大 B 细胞淋巴瘤（生发中心型），2010 年 1 月 10 日起予 ECHOP 方案化疗 6 个周期，末次化疗时间为 2010 年 5 月 27 日。就诊时主诉恶心，呕吐，脘胁疼痛，口苦嘈杂，呕吐酸水，不喜热饮，舌红苔黄，脉弦数。西医诊断：淋巴瘤。中医诊断：癥瘕。中医辨证：肝胃郁热，胃失和降。治法：疏肝清火、和胃降逆。

处方 左金丸加减。黄连 9 g，吴茱萸 1.5 g，海螵蛸（先煎）10 g，煅瓦楞（先煎）15 g，炙甘草 6 g，枳实 10 g，柴胡 10 g，芍药 6 g。14 剂，水煎服，每日 1 剂，分 2 次服。

二诊 2011 年 10 月 6 日口苦嘈杂、呕吐酸水症状好转，效不更方，再予原方 14 剂继服。

三诊 2011 年 10 月 20 日患者心情愉悦，诸症基本缓解。

按 该患者术后气机不畅，肝郁化火，肝火犯胃，胃失和降，且术后津液受损，阴虚化火，更助肝火上炎之势。以左金丸疏肝清热、和胃降逆。左金丸出自元代朱震亨《丹溪心法》，由黄连9 g和吴茱萸1.5 g以6∶1的比例组方而成，二味一清一温，苦降辛开，共奏舒郁泻火、降逆止呕之功。左金丸方中黄连为君药，苦寒清泻肝胃之火，清肝火而不伤胃，清胃火而其气自降，标本兼顾；反佐辛热开郁之吴茱萸，使肝气条达不助热，又能制黄连之苦寒，泻火而无凉遏之弊。海螵蛸、煅瓦楞制酸止痛，合四逆散疏肝和胃。经治疗，患者肝气条达，胃气自降，症状改善。

医案 160

蒋某，女，67岁，2012年5月4日。

初诊 主诉：淋巴瘤化疗后3年余，失眠半年余。病史：患者2009年5月因腹胀在当地医院查腹部CT示，腹腔及后腹膜软组织肿块。行右锁骨上淋巴结穿刺活检免疫组化示，倾向滤泡性淋巴瘤。于2009年6月18日起行R-CHOP方案化疗6个周期，症状缓解。2011年10月起出现失眠，刻症：寐差梦多，每晚最多能寐2小时，甚则彻夜不眠，伴头昏耳鸣，神疲乏力，口干，舌苔薄少舌尖红，脉弦滑。西医诊断：淋巴瘤。中医诊断：癥瘕。中医辨证：肾水不足，心肾失交。治法：滋阴潜阳，交通心肾。

处方 黄连阿胶鸡子黄汤加减。黄连5 g，黄芩10 g，肉桂（后下）5 g，阿胶（烊化）10 g，天冬15 g，麦冬15 g，白芍20 g，茯神15 g，炙远志6 g，山茱萸10 g。水煎后去渣，入阿胶烊化，温后再入鸡子黄二枚搅匀。上药服用7剂后头晕耳鸣明显好转，睡眠时间增加4~6小时，后仍以此方加减月余，睡眠时间稳定6~8小时。

按 黄连阿胶鸡子黄汤出自《伤寒论》第303条："少阴病，得之二三日。心中烦，不得卧。"方中黄连、黄芩泻心火以下降；阿胶滋肾水以上潮；鸡子黄养心宁神；白芍和营敛阴；白芍配芩连酸苦涌泄以泻火，与鸡子黄、阿胶相伍，酸甘化阴以滋阴。少佐肉桂引火归原。诸药相合，滋阴降火，心肾相交。该患者淋巴瘤化疗后，长期失眠，乃心肾不交所致。心与肾，心主火在上，肾主水在下，肾水上升，心火下降，水火相济，则寤寐正常。肾水亏于下，心火亢于上，心肾不交故不寐。故予黄连阿胶鸡子黄汤为主方，加茯神、远志养心安神，山茱萸补益肝肾，天冬、麦冬养阴，旋覆代赭汤养阴生津清心，众药相合，心肾交通而安。

第十三章——其他病类

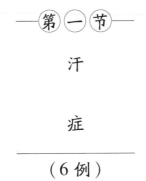

第一节

汗

症

（6例）

医案 161

颜某，女，62岁，2018年5月15日。

初诊 主诉：盗汗、自汗2个月。病史：近2个月无特殊诱因出现汗出多，动则汗出，伴乏力、口干，夜里有盗汗，常湿内衣，失眠较厉害，夜尿2次/晚。舌淡红，苔少，脉细数。西医诊断：神经症。中医诊断：汗症。中医辨证：气阴两虚。治法：益气养阴，和营敛汗。

处方 柏子仁10g，人参10g，白术10g，浮小麦30g，牡蛎30g，麻黄根10g，黄芪30g，白芍10g，大枣20g，龙齿30g，五倍子6g，芡实10g，龟甲12g，地骨皮12g，炙甘草6g。7剂，水煎服，每日1剂，分2次服。

二诊 2018年5月22日。述服用前方7剂后汗出明显收敛，已经无盗汗现象，仍稍事活动则汗出，但较前减轻，口干乏力稍好转，睡眠改善。舌淡红，苔少，脉细数。

处方 继续服用前方巩固治疗。7剂，水煎服，每日1剂，分2次服。

按 出汗与气候、运动、情绪或药物无关者多是机体的阴阳失调，营卫不和，腠理开阖不利所致。白昼时时汗出，动则益甚者为自汗；睡中汗出，醒来即止者为盗汗。气虚表气不固而自汗，阴虚则盗汗，素体气阴两虚，或病后失调所致，气虚不能敛阴，阴虚生内热，逼津外泄，故见汗出，且盗汗、自汗并见。患者兼有自汗、盗汗，伴乏力、口渴等气阴两虚之症，故治疗宜补气养阴，调和营卫，敛汗。方中参、术、芪补气，柏子仁、白芍、地骨皮、龟甲滋阴，大枣、炙甘草调和营卫兼补气健脾，浮小麦、牡蛎、芡实、麻黄根、五倍子敛汗。

汗是人体五液之一，为心所主，由阳气蒸化津液，发泄于腠理而来。故凡阴阳平衡，气血调畅，营卫调和，腠理固密，津液就内敛而不易外泄。反之，若体质虚弱，阴阳失调，气血受损，营卫不和，腠理疏松，则常汗出较多，形成汗证。此外也可因调护失宜，饮食不调，或胃肠道疾病的影响，均可导致脏腑积热，热蒸津液外泄为汗。临床需要仔细辨证用药。

医案 162

刘某某，男，78 岁，2019 年 3 月 1 日。

初诊 主诉：反复汗出半个月。病史：患者因冠心病，心动过缓行起搏器植入术后合并败血症，发热停止 1 周后，开始反复出现出汗，上半身明显，伴有乏力，汗出全身湿透，白天活动时最明显。现症见：稍有胸闷，活动汗出乏力，大便正常，小便可。睡眠差。舌淡苔薄白，边有瘀点，脉细缓。西医诊断：神经症。中医诊断：汗证。中医辨证：肺卫不固兼有血瘀。治法：益气固表，活血化瘀。

处方 玉屏风散合丹参饮加减。黄芪 30 g，白术 10 g，防风 10 g，茯苓 10 g，陈皮 6 g，炙甘草 6 g，丹参 15 g，檀香 3 g，砂仁 3 g，法半夏 10 g，厚朴 10 g，桂枝 10 g，天麻 10 g，山药 10 g。7 剂，水煎服，每日 1 剂，分 2 次服。

二诊 2019 年 3 月 8 日。来诊日服用出汗好转，胸闷缓解。舌淡苔白边有瘀斑，脉细缓。

处方 黄芪 30 g，白术 10 g，防风 10 g，茯苓 10 g，陈皮 6 g，炙甘草 6 g，党参 15 g，丹参 15 g，法半夏 10 g，厚朴 10 g，桂枝 10 g，天麻 10 g。7 剂，水煎服，每日 1 剂，分 2 次服。后随访未再发作汗出现象。

按 玉屏风散是治疗自汗的基本方，但此例舌边有瘀斑，提示气虚合并血瘀，与有基础冠心病有关，本病虚实夹杂，所以益气固表基础上配合活血化瘀，迅速起效，玉屏风散合经验方丹参饮，益气固表活血祛瘀。方中以黄芪重用益气固表止汗为君，白术健脾益气，助黄芪增强益气固表之功，为臣药，佐以防风走表而祛风邪，合芪术扶正以祛邪。丹参味苦微寒活血化瘀止痛，檀香、砂仁行气止痛，厚朴、半夏、陈皮、山药健脾化湿和中。方中桂枝取自伤寒论之意，汗出后心阳虚，阳虚阴乘，水寒之气乘虚上犯心胸，加桂枝振奋心阳。天麻祛风通络，改善头晕症状。炙甘草和中调和诸药。诸药共用益气固表止汗，配合活血化瘀而获良效。患者经一诊后症状改善，减少芳香药物，以益气为主，避免耗气伤阴。此病为外感病后体虚所致，积极治疗预后良好，未再发作。

医案 163

阳某，女，43 岁，2019 年 4 月 15 日。

初诊 主诉：潮热盗汗 2 个月余。病史：患者诉 2019 年 1 月因卵巢囊肿行右侧卵巢切除术，术后感时冷时热，潮热盗汗，胸胁胀闷，喜叹息，睡眠差，大便秘结。舌质紫暗有瘀斑，苔白，脉弦细涩。西医诊断：右侧卵巢切除术后。中医诊断：汗证。中医辨证：肝郁血瘀。治法：活血化瘀，疏肝解郁。

处方　桂枝 12 g，葛根 30 g，柴胡 12 g，当归 10 g，陈皮 10 g，五味子 8 g，甘草 6 g，枳实 10 g，茯苓 15 g，赤芍 15 g，桃仁 15 g，牡丹皮 15 g，生大黄 10 g，牛膝 10 g，白芍 10 g。7 剂，水煎服，每日 1 剂，分 2 次服。

二诊　2019 年 4 月 22 日。服上方后，诉睡眠好转，潮热盗汗减轻，胸胁胀闷感消失，大便黄软，舌红、苔黄，脉弦。

处方　原方效，守方继续服用 7 剂。

按　本方为化瘀消癥之缓剂，方中以桃仁、牡丹皮、赤芍活血化瘀，当归养血活血，佐以茯苓之淡渗利湿，柴胡升发清阳，疏畅气机，使郁热外达，白芍养血敛阴，使郁热透而阴亦复，陈皮、枳实行气散结，大黄急下存阴，牛膝引经下行，共奏活血化瘀，疏肝解郁之效。董克礼教授常常运用此方治疗子宫肌瘤、子宫内膜异位症、卵巢囊肿、慢性盆腔炎等属于肝郁兼瘀血留滞者。

医案 164

柳某某，30 岁，2018 年 10 月 15 日。

初诊　主诉：产后汗多 40 天。病史：患者 40 日前顺产一男孩，自此白天出汗量多，动则更甚，易疲乏，无夜间盗汗，口不干，睡眠欠佳，大小便正常。舌质淡，边有齿痕，苔薄白，脉细。西医诊断：自主神经功能紊乱。中医诊断：汗证。中医辨证：气虚不固。治法：益气固表止汗。

处方　柏子仁 10 g，白参 10 g，炒白术 10 g，浮小麦 30 g，煅龙骨（包）30 g，煅牡蛎（包）30 g，麻黄根 20 g，黄芪 30 g，大枣 5 g，五倍子 6 g，五味子 6 g，炙甘草 6 g。7 剂，水煎服，每日 1 剂，分 2 次服。

二诊 2018 年 10 月 22 日。出汗量明显减少，原方续服用 7 剂，水煎服，每日 1 剂，分 2 次服。

按 自汗属于中医汗证范畴，是指人在清醒状态下，不因为剧烈活动、天气炎热或者情绪刺激等情况而自然汗出的表现，是一类由于阴阳失调、腠理不固，而致汗液外泄失常的病证。该患者系产后元气受损而致自汗，非盗汗，无阴虚表现，故予益气之白参、黄芪、大枣以固本培元，白术健脾益气，配以浮小麦、煅龙骨、煅牡蛎、麻黄根、五倍子等收涩敛汗之品，以达到益气固表止汗之功。

医案 165

李某某，女，32 岁，2018 年 10 月 17 日。

初诊 主诉：自汗 2 个月。病史：患者 2 个月前因劳累白天出汗量大，动则加重，气短乏力，畏食生冷，无发热、呕吐、胸闷等不适，自服"六味地黄丸"后症状无缓解，遂来就诊。现自汗乏力，食欲欠佳，睡眠一般，大便不成形，小便正常。舌质淡红，苔白，脉沉细。西医诊断：自主神经功能紊乱。中医诊断：汗证。中医辨证：气血不和，营卫失调。治法：调和营卫，调畅气血。

处方 炙麻黄 6 g，桂枝 15 g，白芍 15 g，党参 20 g，焦白术 10 g，茯苓 15 g，麦冬 10 g，五味子 6 g，煅龙骨（包煎）30 g，煅牡蛎（包煎）30 g，柴胡 10 g，干姜 6 g，炙甘草 6 g。7 剂，水煎服，每日 1 剂，分 2 次服。

二诊 2018 年 10 月 24 日。出汗量减少，乏力减轻，续服用 7 剂，水煎服，每日 1 剂，分 2 次服。

按　患者自汗乏力，食欲不振，畏食生冷，乃脾胃阳虚，气血生化乏源。土虚不能培木，导致肝血亏虚，疏泄失常，气血不和，营卫失调，卫归肺气，营归肝血，脾肺气虚，卫外不固，营阴失敛，则汗出。本方诸药合用，营气外透而卫气外发，营卫调和而病解。

医案 166

何某某，女，27 岁，2019 年 4 月 15 日。

初诊　主诉：反复盗汗 2 年余，加重半年。病史：患者反复盗汗 2 年，近半年加剧，夜间潮热，足心发热，口干，伴头昏，心悸，梦多，饮食二便可。查：舌尖红苔薄黄，脉细。西医诊断：自主神经功能紊乱。中医诊断：汗证。中医辨证：阴虚。治法：滋阴敛汗。

处方　炙黄芪 30 g，浮小麦 30 g，大枣 30 g，麻黄根 10 g，煅龙骨（包煎）30 g，煅牡蛎（包煎）30 g，白薇 10 g，牡丹皮 10 g，地骨皮 10 g，龟甲 12 g，知母 10 g，女贞子 12 g，墨旱莲 12 g，黄芩 10 g。7 剂，水煎服，每日 1 剂，分 2 次服。

二诊　2019 年 4 月 22 日。盗汗、足心发热均有所改善，梦多，脱发，舌红苔白腻，脉细。

处方　炙黄芪 30 g，浮小麦 30 g，大枣 30 g，麻黄根 10 g，煅龙骨（包煎）30 g，煅牡蛎（包煎）30 g，五倍子 6 g，五味子 6 g，桑螵蛸 30 g，知母 10 g，白薇 10 g，牡丹皮 10 g，地骨皮 10 g，鳖甲 12 g，龟甲 10 g。7 剂，水煎服，每日 1 剂，分 2 次服。

按　汗证是由于阴阳失调、腠理不固，而致汗液外泄失常的病症。其中，不因外界环境因素的影响，而白昼时时汗出，动辄益尤甚者，称为自汗；寐中汗出，醒来自止者，称为盗汗，又称寝汗。该患者乃素体阴虚致阳气逼迫阴液外泄而成盗汗，故用滋阴敛汗法收效。

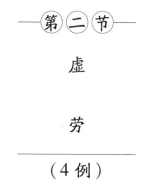

虚 劳

（4例）

医案 167

谢某某，女，56岁，2018年10月17日。

初诊 主诉：胃癌术后、化疗后，白细胞下降2个月余。病史：患者诉2018年夏天发现胃癌，在湘雅三医院胃肠外科行次全切除术，术后行5程化疗，8月2日复查时发现白细胞下降至$2.2×10^9$/L，后口服"利可君"等升白细胞药物，白细胞仍低于正常值，感神疲乏力，形寒肢冷，口不干，食欲不振，小便清长，大便不成形。2018年10月17日湘雅三医院血常规：白细胞$2.9×10^9$/L，血红蛋白92 g/L。面色萎黄，舌质淡，有齿痕，苔白，脉沉细。西医诊断：化疗后骨髓抑制。中医诊断：虚劳。中医辨证：脾肾阳虚。治法：温补脾肾，益气填精。

处方 熟地黄25 g，黄精30 g，淫羊藿15 g，白参15 g，杜仲10 g，黄芪30 g，枸杞子15 g，炒白术15 g，甘草5 g。7剂，水煎服，每日1剂，分2次服。

二诊 2018年10月24日。症状好转，复查血常规示：白细胞$4.2×10^9$/L，血红蛋白103 g/L。原方续服用7剂，水煎服，每日1剂，分2次服。

按　化疗所致骨髓抑制是指在抗肿瘤治疗过程中，使用化疗药物后致使骨髓造血功能减弱，从而导致血液中各种血细胞减少的疾病。现代医学关于引起骨髓抑制的具体机制并不十分明确，药物治疗方面效果亦不理想。化疗所致骨髓抑制中医古籍并无病名记载，大多学者将其归为"虚劳""血虚"等范畴。化疗药物之药毒进入机体，正气奋起抵抗，正邪交争于中焦，扰乱中焦气机，日久伤及脾肾，脾虚则气血生化无源，肾虚则髓不能满，血不能化生，从而导致本病。方用熟地黄、黄精为君，甘温滋肾以填精，此本阴阳互根，于阴中求阳之意；白参、黄芪益气养血，淫羊藿、杜仲补肾填精，枸杞子助君药以滋肾，炒白术健脾益气。

医案 168

纪某某，男，76 岁，2018 年 3 月 4 日。

初诊　主诉：头晕、疲乏 1 年。病史：患者 2018 年年初曾在湘雅三医院行"直肠癌根治手术"，术后化疗 2 次，因为白细胞减少明显而无法耐受化疗，改用中医调理。现觉头晕、疲乏、记忆力减退，睡眠不佳，腰酸腿软，肌肤甲错，畏寒肢冷，食欲不振，口干。血常规：白细胞 $2×10^9$/L，红细胞及血小板正常。查：消瘦，面色萎黄，舌暗淡，舌尖红，舌下脉络紫暗迂曲，苔中后部黄腻，脉细涩无力。西医诊断：①白细胞减少症；②直肠癌根治术后。中医诊断：虚劳。中医辨证：气阴不足、脾肾两亏、瘀血内阻。治法：补气养阴，健脾温肾，活血化瘀。

处方　黄芪 30 g，黄精 15 g，白参 10 g，淫羊藿 15 g，枸杞子 15 g，升麻 6 g，生地黄 15 g，熟地黄 15 g，当归 10 g，菟丝子 15 g，补骨脂 15 g，女贞子 20 g，丹参 15 g，鸡血藤 30 g，川芎 10 g，陈皮 6 g。14 剂，水煎服，每日 1 剂，分 2 次服。

二诊　2018 年 3 月 18 日。头晕乏力稍有好转，畏冷、腰酸均有改善，精神食欲一般。复查血常规：白细胞 3.5×10^9/L，红细胞及血小板正常。舌暗淡，舌下脉络紫暗迂曲，苔稍黄腻，脉细无力。效不更方，予原方继续服药 14 剂。

按　白细胞减少症属中医学"虚劳"范畴，其病因大多由先天禀赋不足，后天失于调养，或久病重病、误治失养等导致气血亏虚，阴阳失调，脏腑虚损而成，血液化验可见白细胞减少，红细胞、血小板可正常或略低，临床表现为乏力神疲，畏寒肢冷，面色不华，头晕耳鸣，气短易感等症。脾肾虚损、元阳不足是导致该病的根本，治疗要注重补气温阳、健脾益肾，董克礼教授自创"升白方"为治疗白细胞减少症的基础方：黄芪 30 g，黄精 15 g，白参 10 g，淫羊藿 15 g，枸杞子 15 g，升麻 6 g。方中黄芪补气生血为君，人参大补五脏之元气、黄精补气健脾益肾为臣，淫羊藿、枸杞子平补肾之阴阳为佐，升麻升举阳气为使。用于治疗各种原因导致的白细胞减少症，取得了较好的疗效。

白细胞又为血细胞中彪悍滑利者，主要起到防御作用，相当于人体的"阳气"，或"卫气"，或营血中的"营气"，总之，是属于偏"气阳"一类的精微物质，故白细胞减少多属"气虚""阳虚"之证；肾主藏精，精化血，脾胃为气血生化之源，白细胞减少症主要是因为脾肾虚损导致气血化生无源，故治疗上补益气血、培补脾肾，但以温阳益气为重中之重，不论哪一辨证类型都需要遵循这一法则，此为"升白方"创制之灵魂，本方将健脾补肾益气之黄芪、黄精、白参、淫羊藿、枸杞子等作为基本药用于此疾病的治疗全过程，据临床观察，疗效很好。

医案 169

朱某，女，71 岁，2019 年 3 月 14 日。

初诊　主诉：乏力、纳差、失眠多梦 2 年余。病史：患者 2016 年 5 月行直肠癌根治术，术后分期 T3N2M0 ⅢB 期，术后 XELOX 辅助化疗 6 个周期。2018 年 10 月出现双肺转移，予贝伐单抗+伊立替康+雷替曲塞化疗 6 个周期后，再予贝伐单抗+希罗达维持治疗，起病来患者觉乏力、纳差明显，故求中医调理。就诊时轻度贫血，血常规：Hb 94 g/L，为正常细胞性贫血，WBC 2.7×10⁹/L，PLT 85×10⁹/L，伴乏力，面色萎黄，失眠多梦，食纳差，舌质淡，舌体胖，边有齿痕，苔薄白，脉细。西医诊断：直肠癌术后肺转移。中医诊断：虚劳。中医辨证：心脾气血两虚。治法：益气健脾、养血安神。

处方　归脾汤加减。党参 20 g，茯苓 12 g，白术 12 g，炙黄芪 15 g，龙眼肉 12 g，远志 10 g，当归 15 g，阿胶 10 g，熟地黄 10 g，厚朴 10 g，木香 6 g，生姜 3 片，大枣 10 g，酸枣仁 10 g，柏子仁 10 g，茯神 10 g，炙甘草 3 g。14 剂，水煎服，每日 1 剂，分 2 次服。

二诊　2019 年 3 月 21 日乏力及失眠多梦缓解，复查血常规：Hb 102 g/L，WBC 4.7×10⁹/L，PLT 96×10⁹/L，血细胞三系均上升，主诉出汗多，原方基础上加浮小麦 20 g，糯稻根 20 g，继续 14 剂。

三诊　2019 年 4 月 4 日。患者精神食纳改善，睡眠可，出汗明显好转，继续原方巩固治疗。

按　患者直肠癌晚期，历经多次化疗，正气受损，劳伤心脾，气血亏虚，心藏神而主血，脾主思而统血，思虑过度，心脾气血暗耗，脾气亏虚则体倦、食少；心血不足则见惊悸、怔忡、健忘、不寐、盗汗；面色萎黄，舌质淡，苔薄白，脉细缓均属气血不足之象，治疗以益气补血、健脾养心为主。方中以党参、茯苓、黄芪、白术、甘草甘温之品补脾益气以生血，使气旺而血生；熟地黄、阿胶、当归、龙眼肉甘温补血养心；茯神、酸枣仁、远志、柏子仁宁心安神；木香辛香而散，理气醒脾，与大量益气健脾药配伍，复中焦运化之功，又能防大量益气补血药滋腻碍胃，使补而不滞，滋而不腻；生姜、大枣调和脾胃。该病治疗的特点：一是心脾同治，重点在健脾，脾旺则气血生化有源；二是气血并补，重在补气，气为血之帅，气旺血自生，血足则心有所养；三是补气养血药中佐以木香、厚朴理气醒脾，补而不滞。

医案 170

刘某某，女，50 岁，2020 年 7 月 4 日。

初诊　主诉：鼻咽癌术后放疗后 1 年余，全身乏力 1 个月。病史：患者 2019 年 4 月因发现鼻咽部肿块，在我院耳鼻喉科行鼻咽癌切除术，术后行多程放疗以及化疗，病情尚稳定，但最近 1 个月出现神疲乏力，纳差。血常规：白细胞：$2.26 \times 10^9/L$，血红蛋白 106 g/L，红细胞 $3.22 \times 10^{12}/L$，考虑骨髓抑制，在当地医院予以粒细胞集落刺激因子皮下注射疗效不佳，遂于 2020 年 7 月 4 日来我院中医科门诊就诊。刻诊：神疲面白，形体消瘦，头晕耳鸣，纳差，舌质淡嫩，脉沉细。西医诊断：鼻咽癌。中医诊断：虚劳。中医辨证：脾肾亏虚。治法：补脾益肾，益气养血。

处方　党参 30 g，山药 30 g，黄精 30 g，茯苓 30 g，黄芪 30 g，淫羊藿 30 g，仙茅 12 g，补骨脂 15 g，菟丝子 15 g，鸡血藤 30 g，当归 30 g，鹿角胶（兑服）6 g，熟地黄 30 g，神曲 30 g，炒麦芽 30 g，甘草 6 g。15 剂，水煎服，每日 1 剂，分 2 次服。服药后精神食欲明显好转，复查血常规：白细胞 $4.86 \times 10^9/L$，血红蛋白 110 g/L，红细胞 $4.18 \times 10^{12}/L$。

按　骨髓抑制是化疗的主要副作用之一，主要体现在白细胞降低，贫血以及血小板减少等。董克礼教授认为，化疗后骨髓抑制多责之于脾肾双亏，气血亏虚，药毒影响脾胃运化功能，生化不足导致血虚，同时也会影响肾藏精的功能，精血同源，也会影响血的生成。补脾多采用党参、山药、黄芪、黄精等；补肾多采用仙茅、淫羊藿、鹿角胶、补骨脂等。

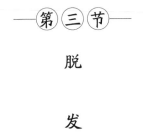

脱

发

（2 例）

医案 171

刘某，男，32 岁，2018 年 10 月 17 日。

初诊 主诉：脱发 2 年。病史：患者 2 年前无明显诱因出现毛发逐渐变稀，曾使用"采乐""章光 101"等多种防脱发、生发产品，效果不佳。在湘雅三医院皮肤科诊断为"脂溢性脱发"，服用"非那雄安"1 年余，头发依然渐稀。诊时见：巅顶处毛发稀疏，头部油脂分泌旺盛，头皮发痒，心烦失眠，饮食一般，大小便正常。舌质暗红，边有齿痕，苔白，脉弦缓。西医诊断：脂溢性脱发。中医诊断：脱发。中医辨证：脾虚湿盛，血虚血瘀。治法：健脾化湿，养血活血。

处方 生地黄 25 g，川芎 10 g，当归 15 g，党参 15 g，制何首乌 20 g，桃仁 5 g，红花 3 g，赤芍 15 g，白芍 15 g，枳壳 10 g，茯苓 10 g，桔梗 10 g，柴胡 10 g，牛膝 15 g，桂枝 5 g，墨旱莲 15 g，炙甘草 5 g，14 剂，水煎服，每日 1 剂，分 2 次服。

二诊 2018 年 10 月 31 日。患者头部油脂分泌有所减少，续服用 7 剂，水煎服，每日 1 剂，分 2 次服。

按 患者头部发痒、分泌油脂过多，湿热上蒸，则毛孔堵塞，发根失养而脱。湿热为其外在表现，脾虚生湿，木郁化热，其本在肝脾。脱发日久，血虚日久必致瘀，故治宜养血活血。当归、柴胡、生地黄养血疏肝，清热润燥，适用于血瘀兼热之证。桃仁、赤芍、红花入肝逐瘀活血，有破瘀止痛之功。血不得气不走，气不得血不行，川芎为血分之气药，枳壳擅长理气疏肝，二味合用活血理气，并有调和肝脾作用。桔梗归肺经，可载药上行；牛膝归经肝肾，可引药下达，滋阴荣发。党参、干姜、茯苓、甘草健脾益气祛湿，以资气血生化之源，生血养发。何首乌、墨旱莲滋补肝肾，养血益精。

医案 172

彭某某，男，41 岁，2019 年 3 月 18 日。

初诊 主诉：头发及眉毛脱落 10 个月余。病史：10 个月前渐渐出现头发及眉毛脱落，自今日就诊时几乎头发眉毛全脱成秃，头皮瘙痒不剧烈，头油一般。平时工作压力较大，情绪易怒，夜里多梦，时有盗汗、遗精。查：双眉脱落，头发亦全秃。舌质暗红，苔薄白，脉细弦。西医诊断：脱发查因。中医诊断：脱发。中医辨证：肝郁血瘀兼有肝肾亏虚。治法：疏肝理气，活血化瘀，滋补肝肾。

处方 柴胡 12 g，香附 10 g，郁金 10 g，当归 10 g，川芎 10 g，赤芍 10 g，桃仁 10 g，红花 10 g，丹参 10 g，熟地黄 30 g，何首乌 30 g，女贞子 15 g，菟丝子 15 g，墨旱莲 15 g，桑椹 15 g，煅龙骨（包煎）30 g，煅牡蛎（包煎）30 g，大枣 30 g，炙甘草 6 g。嘱咐配合外治法：用生姜汁外涂患处，每日用梅花针轻敲患处促使毛发生长。14 剂，水煎服，每日 1 剂，分 2 次服。

二诊 2019 年 4 月 4 日。服用处方半个月余，诉头发及眉毛渐生，心内喜悦，信心倍增。效不更方，嘱咐继续服用上方巩固治疗。

三诊 2019年6月25日。患者欣喜来门诊告知，服用原方3个月余眉毛及头发均完全生长而出，顽疾告愈。

按 脱发是由于多种原因导致精血不能滋养毛发导致，因为肾藏精，其华在发，肝藏血，发为血之余，所以脱发与肝肾两脏最为相关，临床治疗时要注意调理肝肾。常用治疗脱发的中药如制何首乌、熟地黄、黑芝麻，皆入肝肾二经，能滋补肝肾，生精养血，促生毛发，墨旱莲、女贞子、生地黄滋阴清热，也长于养发生血，当归祛瘀生新，养血活血，侧柏叶为治疗脱发的要药，能滋肺益脾，生长须发，这些都是治疗脱发的常用药物。另外精神紧张、焦虑、过度操劳都是脱发的重要原因，因此治疗脱发一定要调摄情志、注意休息，避免劳累。脂溢性脱发者要戒辛辣油腻饮食及戒烟酒。该患者为中年人，长期精神紧张压力大，致肝气郁结，气滞血瘀，瘀血阻滞发根，发无所养而致脱发，或兼郁怒伤肝、房劳过度等导致阴精暗耗，肝肾不足而发落。治疗上以疏肝理气，活血化瘀，滋补肝肾为大法，方中柴胡、香附、郁金疏肝理气，当归、川芎、赤芍、桃仁、红花、丹参养血活血化瘀，熟地黄、何首乌、女贞子、菟丝子、墨旱莲、桑椹滋补肝肾，龙骨、牡蛎镇肝潜神，止汗敛精，大枣、炙甘草温补中土，助养血滋阴。此外，外治配合精神的调节也很重要。因辨证准确，用药得当，故临床效果很好。

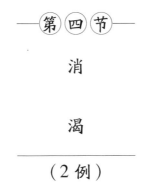

（2例）

医案 173

张某某，女，66 岁，2018 年 10 月 10 日。

初诊 主诉：口渴、喜饮温水、多尿半年多。病史：近半年来经常觉得口渴，喜饮温水，尿量也明显增多，在湘雅三医院内分泌科测餐后血糖及空腹血糖都高于正常，已经确诊"2 型糖尿病"，予二甲双胍口服控制血糖欠佳，饮食尚可，口渴，乏力，大便干、小便黄。就诊当日测空腹血糖 8.4 mmol/L，餐后 2 小时血糖 13.7 mmol/L。舌淡胖偏暗，苔白腻剥脱，脉细数。西医诊断：2 型糖尿病。中医诊断：消渴。中医辨证：气阴两虚，水津失布。治法：益气养阴，活血生津。

处方 生黄芪 30 g，生地黄 30 g，葛根 20 g，丹参 20 g，天花粉 15 g，知母 10 g，乌梅 10 g，五味子 10 g，肉苁蓉 20 g，桃仁 10 g，大枣 10 枚，炙甘草 3 g。7 剂，水煎服，每日 1 剂，分 2 次服。

二诊 2018 年 10 月 17 日。述口渴、多尿等症好转，仍有乏力，余可。予原方加生晒参 10 g，黄精 20 g，加强补气养阴固本，继续服药 7 剂，水煎服，每日 1 剂，分 2 次服。

按 糖尿病早期主要责于脾之气阴两虚，后期主要责于脾肾阳虚或肾之阴阳两虚。肾虚精耗，常表现为气阴两虚的证候。气为血之帅，气行则血行，气虚鼓动无力，血液的运行因而迟滞；阴虚则生内热，燥热可使阴液进一步耗损，阴液不足，血液不畅而凝滞；故气阴两虚均可导致血瘀发生。而血瘀致气机受阻，水津不能向上输布，加重消渴，因此血瘀亦是消渴的重要病机之一。董克礼教授创制的糖尿病专方"消渴灵"方，由黄芪、白参、白术、山药、淫羊藿、石斛、枸杞子、桑椹、生地黄、熟地黄、丹参、水蛭、制大黄、葛根组成，诸药合用，具有健脾补肾、益气通阳、养阴活血、升清降浊的作用，治疗 2 型糖尿病疗效颇佳。

治消渴之法，以治肾治脾为主，兼顾阴阳、气血的虚损及瘀滞，该病例表现为气阴两虚、水津失布，处方以生黄芪加生地黄益气养阴降血糖为主药，天花粉、知母、乌梅、五味子加强滋阴润燥之功，葛根、丹参、桃仁活血，大枣、炙甘草调理中焦生津补血。

医案 174

谭某某，男，50 岁，2018 年 12 月 17 日。

初诊 主诉：口干尿频 1 年余。病史：患者 1 年前无明显诱因出现口干、多饮、多尿，伴消瘦，于当地医院就诊，诊断为"2 型糖尿病"，予以"二甲双胍""格列齐特"治疗后，血糖控制欠佳。仍觉口干，喜饮，食欲尚可，大便正常，夜尿频。查：舌淡苔薄黄干，脉细。西医诊断：2 型糖尿病。中医诊断：消渴。中医辨证：气阴两虚。治法：益气养阴，生津止渴。

处方 知母 10 g，五味子 6 g，鸡内金 6 g，山药 20 g，黄芪 30 g，天花粉 10 g，石斛 18 g，玉竹 30 g，枇杷叶 20 g，水蛭 5 g，红花 10 g，干姜 6 g，川连 10 g，玉米须 30 g。7 剂，水煎服，每日 1 剂，分 2 次服。

按 消渴病机主要是禀赋不足，阴津亏损，燥热偏胜，且多与血瘀密切相关。其病变的脏腑主要在肺、胃、肾，尤以肾为关键。三脏腑之中，虽可有所偏胜，但往往又互相影响。治疗以清热润燥、养阴生津为本病的大法。由于本病常发生血脉瘀滞及阴损及阳的病变，故还应针对病情，酌情选用活血化瘀、滋补肾阴、温肾补阳等药物。

本案患者为中老年男性，以口干尿频为主症。肺主气为水之上源，敷布津液。肺受燥热所伤，则津液不能敷布而直趋下行，随小便排出体外，故小便频数，肺不布津则口渴多饮。脾气虚不能转输水谷精微，水谷精微不能濡养肌肉，故形体消瘦。方中以黄芪以补气升阳、布液摄津，山药补脾益肾，天花粉、石斛、玉竹、知母生津养阴，五味子敛肺滋肾、生津止渴，枇杷叶清上焦肺，川连清中焦胃热，玉米须清热利尿以清下焦，佐以干姜和胃，防寒凉败胃，鸡内金健脾消食，因消渴日久，故以水蛭、红花活血化瘀通络。

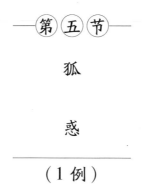

第五节

狐

惑

（1例）

医案 175

葛某某，男，40岁，2019年3月6日。

初诊 主诉：反复口腔、外阴溃疡4年余，再发1周。病史：近4年来无明显诱因出现口腔及外阴反复发作溃疡，以唇舌黏膜、上颚、龟头、阴囊、肛门等部位好发，溃疡部位觉疼痛，可以自我愈合，但不久又发，非常苦恼。无明显关节疼痛，亦未见眼部或者皮肤等其他部位病变，曾在医院检查，血常规、HIV、ESR、CKP、结缔组织全套均未见明显异常，血补体C4偏低，诊断考虑"白塞综合征"可疑，曾服用激素治疗，可以缓解症状，但停药后容易发作，因畏惧激素副作用，不敢长期服用，而改看中医。平素性情急躁易怒，好食辛辣肥甘饮食，口干，乏力，心烦，腰酸，偶有盗汗，大便正常，小便黄。查：唇、颚、舌等部位可见数个绿豆大淡红色小溃疡，周围充血，阴囊、肛门等部位亦有数个绿豆大暗红溃疡，表面少量脓性分泌物。舌偏暗红而有裂纹，苔薄黄腻脉细数。西医诊断：白塞综合征。中医诊断：狐惑。中医辨证：肝肾阴虚，脾虚湿热内蕴。治法：滋补肝肾，健脾清热除湿。

处方 北沙参30 g，南沙参30 g，熟地黄20 g，山药15 g，山茱萸12 g，女贞子15 g，菟丝子12 g，枸杞子15 g，生地黄30 g，牡丹皮15 g，石斛 15 g，天花粉 20 g，玄参 15 g，泽泻 10 g，黄柏 10 g，知母 10 g，苦参 10 g。7 剂，水煎服，每日 1 剂，分 2 次服。

二诊　2019 年 3 月 13 日。诉付完 7 副药后觉口腔溃疡及阴部溃疡有所改善，腰酸、口干、好转，干呕、心烦，胃胀满感，纳欠佳，大便溏，小便仍黄，舌偏暗红而有裂纹，苔薄黄，脉细数。予原方去枸杞子、生地黄、熟地黄、苦参，加赤小豆合甘草泻心汤加减。

处方　甘草 15 g，黄芩 9 g，黄连 6 g，党参 12 g，半夏 9 g，炮姜 9 g，大枣 4 枚，白术 10 g，茯苓 15 g，北沙参 30 g，南沙参 30 g，山药 15 g，山茱萸 12 g，女贞子 15 g，菟丝子 12 g，牡丹皮 15 g，石斛 15 g，天花粉 20 g，玄参 15 g，泽泻 10 g，黄柏 10 g，知母 10 g，赤小豆 30 g。7 剂，水煎服，每日 1 剂，分 2 次服。

三诊　2019 年 3 月 20 日。诉口腔溃疡及阴部溃疡基本愈合，无明显口干、心烦，腰酸、乏力改善，二便正常，舌脉同前。效不更方，嘱咐继续服用三诊处方 7 剂巩固治疗。

按　本案患者以口腔、外阴溃疡反复发作为主要表现，西医诊断怀疑"白塞综合征"。中医学根据《金匮要略》"……蚀于喉为惑，蚀于阴为狐"诊断为狐惑之症。根据患者急躁易怒，好食辛辣肥甘饮食，口干，乏力，心烦，腰酸，盗汗，尿黄等表现，首诊辨证为肝肾阴虚兼脾虚湿热内蕴，以滋补肝肾，健脾清热除湿为治法，方中南北沙参、生地黄、熟地黄、山药、山茱萸、女贞子、菟丝子、枸杞子滋补肝肾，党参、白术、茯苓健脾除湿，牡丹皮、忍冬藤、石斛、天花粉、玄参清热凉血解毒、滋阴润燥，泽泻、黄柏、苦参清热除湿。二诊时表现出干呕、胃胀满、纳欠佳，大便稍溏等脾胃不足、寒热错杂之象，故改用仲景"甘草泻心汤"合原方加减，在补肝肾清湿热基础上去掉滋腻碍胃之品，加入"甘草泻心汤"调理脾胃，寒热并用，上治口腔溃疡，下治大便溏泻，中调脾胃胀满，而获良效。

西医对本病认识不明，归为结缔组织疾病范畴，中医学认为该病与肝热、脾湿、肾虚有关，肝主藏血、主疏泄，肝郁化火，上炎于目，蚀于口，肝胆湿热下注而蚀于阴部；唇口为脾之外候，脾病则运化失职，湿热内蕴，上蒸于口；肾主藏精，又开窍于二阴，故二阴之病亦与肾有关。故肝脾肾三脏失调，肝肾阴虚、脾胃气虚为本病主因，而湿热内蕴、邪毒壅盛为本病之标，要根据患者临床表现辨证施治，谨守病机，方能获效。张仲景立方"甘草泻心汤"治疗该病，主要适用于脾胃虚而兼肝胆湿热之症，实乃治疗该病的良方，临床加减运用每获良效。

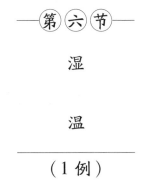

第六节

湿

温

（1 例）

医案 176

李某某，男，42 岁，2020 年 6 月 30 日湘雅三医院内科 ICU 会诊病例。

初诊　主诉：发热 10 余日。病史：患者因"发热 10 余日"于 2020 年 6 月 17 日入住湘雅三医院感染科，因氧合欠佳于 2020 年 6 月 22 日转入内科 ICU，诊断考虑为：EB 病毒感染，噬血细胞综合征。患者起病以来，一直高热不退，经抗感染、激素、冬眠合剂、冰毯降温、安宫牛黄丸等仍未能有效控制发热，体温最高达到 42 ℃，遂请董克礼教授会诊，刻下症见高热神疲，腹胀脘痞，纳差，口不渴，面色苍白，舌淡边齿痕，苔白厚腻，脉滑数。西医诊断：发热查因，EB 病毒感染？噬血细胞综合征？中医诊断：湿温病。中医辨证：湿热内蕴。治法：芳香化湿，清热解毒。

处方　三仁汤加减。豆蔻 20 g，杏仁 10 g，薏苡仁 30 g，厚朴 20 g，法半夏 12 g，通草 10 g，滑石 30 g，淡竹叶 15 g，藿香 30 g，佩兰 30 g，白扁豆 30 g，黄芪 50 g，石膏（包煎）50 g，知母 10 g，黄芩 20 g，甘草 10 g，5 剂，水煎服，每日 1 剂。服用后第 2 日体温基本恢复正常，未再使用西药退热降温治疗，食欲精神好转，未再发热，体温正常 1 周后转入普通病房继续治疗。

按 此患者会诊之时已经反复发热 20 余日，腹胀脘痞，苔厚腻，脉滑数，辨证为湿热为患，选用三仁汤，湿热为病，病势缠绵，病程较长，湿热俱盛，故加藿香、佩兰、扁豆加强化湿之功，同时予以石膏、黄芩、知母寒折火势，患者神疲，舌淡边齿痕，湿热稽留有伤气之虞，故加黄芪益气。辨证精当，服药 1 剂后热退，未再发热。

杏林翘楚，一代名医

——记董克礼全国名老中医药专家传承工作室指导老师董克礼教授

医道传承，薪火不熄

他，平和谦虚，质朴无华，亲和亲切；

他，学富五车，儒雅深邃，令人敬仰。

他，就是国家级名老中医、博士生导师董克礼教授。董克礼教授出身于中医世家，其父亲为湖南省已故名中医董志超先生。董克礼教授自童年起就常常在父亲身旁看父亲诊治患者，耳濡目染下对中医萌生兴趣，立下从医之志，16 岁起正式随父跟师学徒，走上中医之路。董克礼教授可以说是一个"纯中医"出身，自从师学徒之日起，他系统学习了《素问》《灵枢经》《伤寒论》《金匮要略》《神农本草经》《温病条辨》《脾胃论》《景岳全书》《医宗金鉴》等中医经典名著。因为熟读经典，对中医基础理论理解深透，所以临证时总能从中医的思维角度抓住要点。如根据《黄帝内经》"年四十而阴气自半"的论述，提出治疗与年龄衰老有关的中老年疾病，都应重视益肾填精法则的应用。对中老年冠心病、2型糖尿病、老年痴呆症、更年期综合征、前列腺肥大症、中风后遗症的康复治疗等，都强调运用补肾填精的药物，常用药物有生地黄、熟地黄、制何首乌、淫羊藿、补骨脂、枸杞子、菟丝子、巴戟天、锁阳、肉苁蓉等。根据《素问·至真要大论》"谨察阴阳所在而调之，以平为期"的论述，指出治疗疾病的根本目的，在于恢复人体气血阴阳的平衡；中医的诸多治疗方法，如热者寒之、寒者热之、虚者补之、实者泻之、陷者举之、逆者降之等治疗方法，均属于平衡疗法的范畴。所以董克礼教授在临证时，一张处方中常常是寒热并用、升降并调、补泻兼施。临床实践也证明，这种重视阴阳平衡的治疗用药方法，往往能在较短时间内起到扶正祛邪、促进患病机体康复的临床效果。

中医学是一门实践性很强的学科，医疗经验是从实践中摸索、积累起来的。董克礼教授常说：多诊识脉、屡用达药；熟读王叔和，不如临证多。所以作为一名临床中医师，学习理论不能停留在文字、表面上，而必须把所学理论深入到临床一线中去，在临床实践中去发现问题，解决问题、进而提出新的学术观点。董克礼教授从医五十多年来，无论科务、政务多么繁忙，都坚持门诊、查房和会诊，从不脱离临床一线工作。董克礼教授的父亲20世纪董志超老中医，擅用补肾活血法防治各种老年相关性疾病，如冠心病、糖尿病、老年痴呆症、老年性骨质疏松等，他认为肾虚及血瘀是造成人体虚衰、罹患老年疾病的重要原因，与衰老密切相关的老年性疾病的发生、发展、预后和转归都和肾虚血瘀的病理机制有关，他将补肾活血法应用于临床治疗老年病，取得了较好的临床疗效。"冠心平"方是董克礼教授父亲20世纪60年代从多年的临床实践中摸索出来的一个治疗中老年冠心病心绞痛的有效方剂，其组方特点是以淫羊藿、补骨脂、何首乌、灵芝补肾填精为主，配以黄芪、三七、绛香等益气活血药物。董克礼教授从事临床科研工作，也是首先从其父亲的经验方"冠心平"方治疗中老年冠心病心绞痛入手的。其后，董克礼教授在大量的临床实践中发现：大多数中老年疾病，特别是一些与年龄、衰老密切相关的疾病，都或多或少地存在有肾虚血瘀的病理机制。基于这一认识，他以"冠心平"方为基础，通过西医辨病、中医辨证的方式，同时结合中药的现代药理研究，组成以益肾填精、活血通络为基本治疗方法的方药，治疗中老年椎基动脉供血不足所致的眩晕症、中风后遗症、2型糖尿病、老年痴呆症、更年期综合征等病证，都取得了良好的临床效果。他在此基础上，进而提出了补肾填精、活血通络为治疗与衰老相关的中老年疾病的基本治法的学术观点，并相继申报了消渴灵方治疗中老年2型糖尿病、益智健脑颗粒和补肾活血针刺法治疗老年性痴呆等多项省、部级科研课题，真正实现了基础理论指导临床实践，临床实践又进一步充实和完善基础理论，进而提出新的学术观点的良性循环。

董克礼教授全面继承了其父亲的学术经验，并结合自己的临床实践，将补肾活血法防治老年性疾病不断地进行演绎归纳，创制了一系列补肾活血方剂，如主要用于治疗老年性冠心病的冠心平颗粒，主要用于治疗老年性2型糖尿病的消渴灵颗粒，主要用于治疗老年痴呆的益智健脑颗粒等，广泛应用于临床，治疗效果得到患者一致好评，在国内有一定影响，因此入选了国家人事部、原卫生部以及国家中医药管理局评选的第三批以及第五批国家级名老中医，先后获得国家级省部级课题10余项，相关课题均为补肾活血法对老年病的治疗研究，发表包括SCI、MEDLINE、CSCD收录的学术论文50余篇。其中"补肾活血法防治阿尔茨海默病的临床以及基础研究"荣获2012湖南省中医药科技奖一等奖及2013年湖南省科技进步奖二等奖。董克礼教授作为中南大学湘雅三医院中医科创始人，又以师带徒的教学方式将其学术经验传给科室吴岳、李广诚、肖岚等传承弟子及多位中医博士、硕士生，目前补肾活血法已经成为湘雅三医院中医科的老年病治疗特色，补肾活血流派的形成已经初现端倪。

仁心仁术，方为良医

中医学领域，博大精深，浩如烟海，董克礼教授在中医学的浩瀚之海徜徉数十年，在他的心中一直有一个悬壶济世的身影，如海面灯塔般照亮他的航程，引领他正确的航向，那就是他的父亲。父亲那看似从容把脉问诊的平常过程，却又是那么不同凡响，患者的疾苦和痛楚，在他父亲的精妙医治下，一一化解，如雪消融。父亲对他言传身教，使他避免走弯路，夯实医学功底，在润物细无声中教会他如何精研医道、行事做人。在他看来，医者为医道之根本，无德无技者，不为医；有德无技者，无德有技者，亦难为医；仁心仁术者，方为良医。他立志要成为父亲那样德润人心，技高一筹的医者。于是他苦读医书，勤奋思考，大量临床实践，练出了过硬的医术，成为国务院公布的全国500名知名中医药专家之一。在临床实践中，董克礼教授始终坚持辨证施治的原则和天人合一的整体观，为大量的患者解决了病痛困扰，全国各地的患者慕名而来。董克礼教授对患者总是有求必应，精心为患者诊治，常常难得有休息时间。他说："患者远道而来，看病很不容易，我不能使他们失望，医生的天职就是治病救人。"无论是富贵的还是贫穷的患者，他都一视同仁，用全部的精力和心思，治好患者的病痛。董克礼教授年门诊以及住院就诊患者万余名，临床疗效明显，得到患者以及业内同行的一致好评。作为湘雅三医院中医科创始人和首任科主任，董克礼教授在综合医院坚持中医治疗特色，坚持以患者为中心的服务宗旨，坚持以高尚的职业道德取信于患者，为医者和患者树立了铿锵的标杆形象。临床看诊及搞研究之余，董克礼教授喜欢看书，尤钟情于人文历史类的书籍，认为医生多掌握人文历史知识，对综合治疗的视野开阔很有好处。董克礼教授虽年逾七十，但精神矍铄，思维敏捷，至今仍然在临床一线勤勉工作，带徒授业，孜孜不倦。他常常告诫学生，医术医德都要追求卓越，这样才能更好地为患者服务。百年的湘雅精神，需要靠老一辈和年轻一辈代代传承和奋发努力，相信湘雅中医人在攀登医学高峰的进程中，将会创造更多的奇迹，造福更多的百姓，让中医之道熠熠生辉。

图书在版编目（CIP）数据

董克礼临床医案精华 / 肖岚，张婷主编. — 长沙 :湖南科学技术
出版社，2021.7
　　ISBN 978-7-5710-1087-4

　　Ⅰ. ①董… Ⅱ. ①肖… ②张… Ⅲ. ①中医临床－经验－中国－现代
Ⅳ. ①R249.7

中国版本图书馆 CIP 数据核字(2021)第 140299 号

DONG KELI LINCHUANG YIAN JINGHUA

董克礼临床医案精华

主　　编：肖　岚 张　婷

责任编辑：李　忠

出版发行：湖南科学技术出版社

社　　址：长沙市芙蓉中路一段 416 号泊富国际金融中心

网　　址：http://www.hnstp.com

湖南科学技术出版社天猫旗舰店网址：

　　　　　http://hnkjcbs.tmall.com

邮购联系：本社直销科 0731-84375808

印　　刷：长沙德三印刷有限公司

　　　　（印装质量问题请直接与本厂联系）

厂　　址：湖南省宁乡市夏铎铺镇六度庵村十八组（湖南亮之星酒业有限公司内）

邮　　编：410604

版　　次：2021 年 7 月第 1 版

印　　次：2021 年 7 月第 1 次印刷

开　　本：710mm×1000mm　1/16

印　　张：18

插　　页：4 页

字　　数：240 千字

书　　号：ISBN 978-7-5710-1087-4

定　　价：58.00 元